Anne L. Biwer, geboren 1955 und zweisprachig (deutsch-französisch) aufgewachsen, begann ihren spirituellen Weg durch den Tod ihres Vaters schon früh. Sie kommt aus einer Familie mit einer langen Tradition von Wahrsagerinnen und Heilern. Sie ließ sich zur Erzieherin ausbilden und beschäftigte sich mit Waldorf-Pädagogik und Anthroposophie. Diese disziplinierte, nüchterne Geistschulung prägte sie und ihre spätere Arbeit stark. In einer Lebenskrise begann sie, sich mit der Kunst des Wahrsagens und ihren verschiedenen Formen auseinanderzusetzen. Mittlerweile ist sie Heilpraktikerin mit eigener Praxis, hält sehr inspirierende und zum Selbst-Ausprobieren anregende Vorträge über das Kartenlegen und hat mehrere Bücher veröffentlicht.

Dieses Buch bietet Ihnen einen Einblick in die gesundheitlichen Zusammenhänge zwischen körperlichen und sprittituellen Zuständen; so können Sie Ihren Körper besser verstehen und körperliche Beschwerden eigenständig deuten lernen. Anne Biwer gibt eine Übersicht über die verschiedenen Körperorgane, ihre Funktionen und ihre spirituelle Bedeutung. Sie bietet zu jedem Organ seelisch-geistige und körperliche Hilfe, verschiedene Affirmationen und Mediationen und eine Liste von Alarmzeichen, bei deren Auftreten auf jeden Fall fachkundiger Rat einzuholen ist.

Anne L. Biwer

Was uns der Körper sagen möchte

Symptome deuten lernen

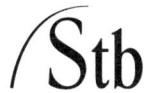

ISBN 978-3-89767-647-3

1. Auflage

Umschlaggestaltung: Murat Karaçay unter Verwendung des Bildes Nr. 5769811 von Stefan Redel,
www.fotolia.de
Redaktion: Bastian Rittinghaus
Satz: Elke Truckses
Printed by: Reyhani Druck und Verlag, Darmstadt, Germany

www.schirner.com

Inhalt

Gesundheit und Heilung

Es dürfte Ihnen selbst bei einem großen Bekanntenkreis schwerfallen, einen völlig gesunden Menschen zu nennen: einen, der niemals Schmerzen hat, keine Erkältung kennt, noch nie operiert wurde oder durch keine Sportverletzung beeinträchtigt ist. Diese Aufzählung macht schon deutlich, dass völlige Gesundheit eine Idealvorstellung ist, kein dauerhafter Zustand. Wohlsein, die Abwesenheit von Schmerzen, ist bestimmt einer der wichtigsten Aspekte der Gesundheit, aber nicht der einzige. Denn eine ganze Reihe von Krankheiten verläuft lange Zeit ohne Schmerzen – allerdings nicht ohne Warnzeichen. Hie und da ein fiebriger Infekt ist dagegen eher als Bemühen des Körpers zu sehen, sein Gleichgewicht zu erhalten. Menschen, die niemals Fieber haben, müssen sich oft genug nach einigen Jahren mit einer angeblich »unheilbaren« Krankheit auseinandersetzen. Fieber ist eben eines der wichtigsten Geschütze, die das Immunsystem auffahren kann, und es sorgt, neben der Vernichtung der gerade aktuell wirksamen Viren oder Bakterien, dafür, dass allerhand anderer »Sondermüll« des Körpers entsorgt wird.

Unbehagen, Schmerzen oder Schwäche signalisieren dem, der aufmerksam und liebevoll mit seinem Körper umgeht, dass etwas ins Ungleichgewicht geraten ist. Wird das Verhalten rechtzeitig korrigiert, kann eine Erkrankung vermieden werden. Wir kennen nicht wenige Redewendungen, die gerade das Gegenteil von uns fordern: Wir sollen uns durchbeißen, durchhalten, hart bleiben. Alle diese Sätze rufen zur »Selbstüberwindung« auf, womit die Überwindung der körperlichen Bedürfnisse gemeint ist. Selbstverständlich ist Wehleidigkeit der Gesundheit nicht förderlich, genauso wenig das ängstliche Suchen nach allen möglichen Symptomen und Krankheitsanzeichen. Aber zwischen der Verleugnung von Krankheit und diesem Extrem ist das Gleichgewicht der Gesundheit zu finden. Es handelt sich dabei nicht um einen statischen Zustand, sondern um ein unaufhörliches Wechselspiel der körperlichen Kräfte, die für die Wiederherstellung der Zellen, den Ausgleich in den Körperflüssigkeiten oder die Heilung kleiner Schäden tätig sind.

Dr. Still, der Begründer der Osteopathie, formulierte es so: »Krankheit kann jeder finden. Wichtiger ist es, die Gesundheit zu finden!«[*] Die übliche Medizin verfolgt ein anderes Konzept. Da ist es das vordringliche Ziel, gefährliche Krankheiten zu diagnostizieren, was mit Apparaten erst dann möglich ist, wenn die Krankheiten nach naturheilkundlichem Verständnis bereits fortgeschritten sind. Selbst in einem differenzierten Blutbild bleiben Schwankungen lange verborgen, was auch an den festgesetzten Grenzwerten liegt. Regelmäßiger Alkoholkonsum zum Beispiel ist wenig gesundheits-

---

* Still, Andrew T.: Das große Still-Kompendium. Die Philosophie der Osteopathie. 2. Aufl. Jolandos, Pähl 2005

fördernd, gehört aber für die meisten Menschen zum Alltag. Das zeigt sich an den veränderten Leberwerten eines Blutbildes. Also wurden die »Normwerte« einfach der Mehrheit der Patienten angepasst – und schon sind die Leberwerte des Blutbildes wieder »normal«. Das hilft aber der überlasteten Leber nicht, das anfallende Gift besser zu entsorgen, und es wird auch nicht die Ausgaben vermindern, die später durch die Behandlung einer erkrankten Leber anfallen. Bevor Medikamente und kostspielige Behandlungen aber notwendig werden, kann jeder etwas für sich selbst und seine Organe tun. Das setzt voraus, dass wir unseren Körper als den besten Freund, der er für uns ist, auch kennen- und schätzen lernen.

Der Mensch besteht nicht aus dem Körper allein, aber über viele Lebensjahrzehnte hinweg identifiziert er sich doch fast völlig mit dem physischen Leib. Ältere Personen erleben deutlicher, dass es nicht die eigene Individualität, sondern der Körper ist, der schwach, runzlig oder bewegungsunfähig wird. Seele und Geist sind nicht an die Gesetze der Materie gebunden, sie altern nicht. Deshalb haben wir auch die Möglichkeit, mit Gefühlen und Gedanken auf unseren Körper einzuwirken. Trübe Gedanken und depressive Verstimmungen schwächen das Immunsystem und damit die Zellen im Körper, die für die Wiederherstellung oder Erhaltung der Gesundheit zuständig sind. Wenn Sie sich die Millionen von Körperzellen vorstellen, die sich nach einem unfehlbaren Bauplan zu den verschiedensten Organzellen entwickeln, die dann ununterbrochen ihre Aufgabe im Köper verrichten, sich erneuern oder freiwillig auflösen, dann haben wir ein eindrucksvolles Bild vor uns. Das Bild einer natürlichen Ordnung, wie sie genau so auch auf dem Planeten Erde wirkt, und vermutlich im gesamten Kosmos. Deshalb ist es keineswegs kindlich, sich mit Worten des Dankes oder mit Genesungswünschen an den eigenen Körper zu wenden.

Solange alles reibungslos funktioniert, entsteht kein Bewusstsein für die lebenserhaltenden Abläufe im Körper. Sobald wir zum Beispiel etwas von unserer Verdauung spüren, ist sie bereits gestört. Dadurch, dass dieser wunderbare Vorgang unbewusst abläuft, wird Energie freigestellt, die wir für andere Tätigkeiten im Leben verwenden können. Es bewirkt leider auch, dass wir uns recht wenig mit dem auseinandersetzen, was von den Organen unseres Körpers tagtäglich vollbracht wird. Tritt dann die erste Störung im Getriebe auf, fehlten das Wissen und die Erfahrung, wo die Ursache des Problems liegen könnte.

Wenn Sie einen Autokauf planen, würden Sie sich dann damit zufriedengeben, dass Sie nur die Lackfarbe bestimmen? Würden Sie ein Haus, dass Sie beziehen wollen, nur nach der äußeren Fassade auswählen, und dann schicksalsergeben einfach hinnehmen, was auf Sie zukommt? Selbst wenn Sie nicht Architekt oder Automechaniker sind: Sie würden doch bei einer solch teuren Anschaffung so viele Informationen wie nur möglich sammeln, um kein Risiko einzugehen! Würden Sie sich nicht genau mit der Motorleistung des Autos, der Innenausstattung des Hauses und in beiden Fällen mit der nötigen Wartung bekannt machen?

Merkwürdigerweise handeln die meisten Menschen

ganz und gar nicht so, wenn es um ihren Körper geht. Dabei ist der Körper das, was uns am nächsten ist, wir brauchen ihn ein Leben lang und können ihn nicht umtauschen.

Leider scheint Gesundheit erst dann wichtig zu werden, wenn sie abhandenzukommen droht. Kopfschmerz, Rückenschmerz oder Bauchweh sind Warnzeichen des Körpers. Diese unangenehmen Zustände helfen uns, zu verstehen, dass wir eine bedürftige Schwachstelle in unserem Körper haben. Wenn Organe erkrankt sind, brauchen Sie die Unterstützung eines oder einer Heilkundigen. Solange sich Warnzeichen in der Form kleiner, gelegentlicher Befindlichkeitsstörungen zeigen, haben Sie noch alle Macht über Ihre Gesundheit selbst in der Hand. Sie müssen nicht erst krank werden, Sie können selbst dazu beitragen, dass die Gesundheit sich wieder einpendelt. Ein Symptom kann Ihnen dabei helfen. Das setzt allerdings voraus, dass Sie die Botschaft des Symptoms auch verstehen! Ein Symptom sofort »wegzukurieren«, ist das übliche Vorgehen. Schmerztabletten sollen sofort das Wohlbefinden wiederherstellen. Es geht natürlich nicht darum, unerträgliche Schmerzen mit zusammengebissenen Zähnen zu erdulden. Der Schmerz vergeht aber ganz von allein, wenn die Ursache im Körper behoben ist. Wie lange das dauert, hängt davon ab, wie lange die Warnsignale des Körpers schon unterdrückt und wie beharrlich sie überhört wurden.

Mündige Patienten und Patientinnen, die ihren Körper und dessen Sprache kennen: Das wäre der Aufbruch in ein zukunftsweisendes Gesundheitswesen.

Dieses Buch möchte Ihnen dabei helfen, die Organsprache zu entschlüsseln. Jeder menschliche Körper ist ein ganz individuelles Wunderwerk, deshalb können Symptome auch nicht stichwortartig wie in einem Katalog oder Wörterbuch aufgezählt werden. Wer sich allmählich mit den Regionen seines Körpers und dann mit der Aufgabe der einzelnen Organe und ihrer Bedeutung vertraut gemacht hat, wird seine persönliche Schwachstelle erkennen und sie entsprechend schützen können.

Sollten Sie bereits erkrankt sein, dann wird es Ihnen helfen, wenn Sie von dem erkrankten Organsystem mehr wissen. Vielleicht benötigen Sie weiterhin Medikamente, aber diese werden besser wirken, und auch das Gesamtbefinden wird sich stabilisieren, wenn Sie die Arbeit Ihres leidenden Organs unterstützen, statt »gegen die Krankheit anzukämpfen«.

Manchmal sitzt die Ursache des Leidens gar nicht da, wo es wehtut. Nehmen wir an, Sie verstauchen sich den Fuß und nehmen eine Schonhaltung ein, um den verletzten Fuß zu entlasten. Der Fuß kann ausheilen, aber die Hüfte an der anderen Seite wird auf die Dauer schmerzen, weil Sie die unbewusst angenommene Schonhaltung vielleicht nicht wieder ablegen. Wenn Sie also Ihr Symptom bearbeiten und nicht die gewünschte Erleichterung oder Verbesserung erleben, dann lesen Sie einfach weiter, bis Sie das Organ finden, das die Störung des Gleichgewichts in Ihrem Körper verursacht hat. Vertrauen Sie dabei Ihrem inneren Gespür! Sie selbst können tatsächlich am besten herausfinden, welches System in Ihrem Körper gerade Unterstützung braucht.

Wie entsteht Krankheit?

Stress oder Überlastung wird oft als Ursache für Schmerzen oder Leiden erlebt. Sicher ist die Ursache jeder Erkrankung ein seelischer Zustand, aber warum reagiert der eine bei »Stress« mit Gallensteinen, der andere mit Heiserkeit und der Dritte mit Kopfschmerzen? Warum hat fast jeder eine andere Schwachstelle, die sich bei Überlastung regelmäßig meldet?

Ohne den Gedanken von Wiederverkörperung und Schicksal wird Krankheit nicht richtig verständlich. Der spirituelle Ansatz zum Verständnis von Körper und Gesundheit unterscheidet sich von der naturwissenschaftlichen und auch von der psychosomatischen Betrachtungsweise. Nur mit dem Schicksalsgedanken lässt sich begreifen, warum bestimmte Schwachstellen im Körper verankert sind. Genetisch bleibt das eher ein Rätsel. Eltern von mehreren Kindern müssen oft genug erstaunt feststellen, wie unterschiedlich diese kleinen Menschenwesen veranlagt sind, obwohl sie doch aus der gleichen Erbmasse entstanden sind. Für die Verschiedenartigkeit des Charakters, sogar der Intelligenz spielt der Einfluss der Erziehung eine große Rolle – und die ist ja tatsächlich auch bei Geschwistern nicht gleich. Warum dann aber ein Kind zu Bronchitis, das andere zu Hautausschlägen neigt, dafür liefert keine andere

Betrachtung eine überzeugende Erklärung. Denn die Veranlagung zu einer bestimmten Störung zeigt sich schon wenige Tage nach der Geburt. Wenn wir uns mit dem Gedanken vertraut machen, dass wir uns vor der Geburt, in der geistigen Welt, für die eine oder andere Schwachstelle in unserem Körper entschieden haben, weil wir dadurch in dieser Inkarnation etwas Bestimmtes lernen wollen, dann fällt es leichter, sich damit anzufreunden, dass es die vollkommene Gesundheit nicht gibt. Ist das Lernpensum erfüllt, dann hat sich die Krankheit plötzlich »verwachsen«, wie man es bei Kindern ausdrückt. In meiner Praxis erlebe ich es aber auch bei Erwachsenen, wie langjährige Gesundheitsstörungen von einem Tag auf den anderen verschwinden, wenn das damit verbundene, geistig-seelische Lernprogramm abgeschlossen ist. Lassen Sie sich deshalb nicht entmutigen, wenn Sie mit der Diagnose einer angeblich »unheilbaren« Krankheit konfrontiert werden, oder wenn es heißt, Sie müssten mit Ihren Schmerzen oder Beeinträchtigungen leben lernen. Ihr Körper ist dazu angelegt, sich selbst zu heilen, und in dem Maß, in dem Sie das zulassen, wird er es auch tun!

Was tun, wenn Sie krank geworden sind?

Akzeptieren Sie zunächst, dass Sie gerade eine Krankheit, eine Schwachstelle, Schmerzen oder eine Beeinträchtigung erleiden. Sammeln Sie Informationen über Ihre Krankheit, suchen Sie nach Alternativen zur sogenannten »schulmedizinischen« Behandlung. Manchmal bietet die konventionelle Medizin keine überzeugende Behandlung an, forschen Sie dann nach ganzheitlichen Ansätzen, die das Immunsystem stärken. Unter der Überschrift »Alternative Heilverfahren« finden Sie in diesem Buch die wichtigsten naturheilkundlichen Behandlungsmethoden kurz erläutert, sodass Sie sich ein Bild davon machen können, welche für Sie geeignet wäre. Nehmen Sie Kontakt zu Selbsthilfegruppen auf oder suchen Sie den Erfahrungsaustausch mit anderen Betroffenen. Wenn Sie zu einer »Fachperson« für Ihre Krankheit geworden sind, entscheiden Sie sich für eine Therapie, und nehmen Sie sich genug Zeit, diese auch wirken zu lassen.

Beschäftigen Sie sich damit, welche Bedeutung das erkrankte Organ oder die erkrankte Struktur hat. Wenn Sie eine Vorstellung davon gewonnen haben, welche Energie mit dem Organ verbunden ist, das Ihre persönliche Schwachstelle im Körper darstellt, dann gewinnen Sie auch eine Zielvorstellung von dem, was Sie in sich selbst entwickeln müssen, um die Heilung zu bewirken.

Dann folgt der wichtigste Schritt! Konzentrieren Sie sich auf die Gesundheit! Vertrauen Sie der Selbstheilungskraft Ihres Körpers, die Sie ja schon durch therapeutische Maßnahmen unterstützen. Wann immer Sie nun an Ihre Krankheit denken müssen, ersetzen Sie sofort die Gedanken über Krankheit durch Gedanken und Gefühle, die sich mit Gesundheit beschäftigen. Achten Sie besonders auf die Augenblicke, in denen Sie sich wohlfühlen, und beachten Sie die kleinen Fortschritte. Schmieden Sie zuversichtlich Pläne für die Zukunft, weil Sie davon ausgehen, dass es Ihnen nun von Tag zu Tag besser gehen wird. Lassen Sie sich von kleinen Rückschlägen nicht entmutigen. Wenn wieder Schmerzen auftreten, dann stellen Sie sich vor, dass diese Schmerzen Ausdruck der Heilung sind, vielleicht weil das erkrankte Organ besser durchblutet wird, oder weil die Abwehrzellen gerade das entzündete Gewebe abbauen. So zu denken, erfordert zunächst ein wenig Selbstdisziplin, aber Sie werden bald merken, wie dadurch Zuversicht, Lebensmut und Wohlbefinden wachsen!

Achten Sie auch auf das, was Sie sagen! Wenn sich die Gespräche, die Sie führen, zuviel um Schmerzen und Krankheit drehen, wird es schwer sein, genug Energie auf die Heilung zu richten. Dann können auch anteilnehmende Fragen von Verwandten oder Bekannten in die falsche Richtung führen. Erklären Sie freundlich aber bestimmt, dass Sie in Zukunft nicht mehr über Ihre Krankheit sprechen wollen, und bleiben Sie bei der zuversichtlichen Antwort: »Es geht mir schon deutlich besser!« Selbstverständlich dürfen und sollen Sie sich Trost bei Freunden oder Hilfe in einem therapeutischen Gespräch suchen, wenn Sie einmal ganz niedergeschlagen sind. Das ist sogar gut, es entspricht einem reinigenden Sommerregen, nach dem die Welt ringsherum wieder in frischen Farben erglänzt. Da Worte unsere Gedanken und Gefühle widerspiegeln, ist es wichtig, was wir den größten Teil des Tages ausdrücken. Zehn Minuten positives Denken können zehn Stunden negative Lebenseinstellung nicht ausgleichen. Das, was in unserer Seele an Stimmung vorherrscht, wird sich verwirklichen.

Eine spannende Reise durch die Welt Ihres Körpers

Die nächsten Kapitel bringen Ihnen eine Übersicht über das »Innenleben« Ihres Körpers. Sie finden Informationen über Organe, Körperflüssigkeiten, Knochen und Drüsen, darüber, was diese energetisch bedeuten und wie sie überhaupt funktionieren. Dieses Wissen hilft Ihnen, ein Unwohlsein zu orten und zu begreifen, was wehtut oder wo es zwickt. So unterstützen Sie Ihren Arzt/Ihre Ärztin bzw. Ihren Heilpraktiker/Ihre Heilpraktikerin, und die Therapie wird wirksamer sein. Sollte Ihr Therapeut/Ihre Therapeutin nicht zuhören, wenn Sie schildern wollen, welche Beschwerden Sie haben und wo diese sitzen, dann wechseln Sie den Arzt/die Ärztin oder den Heilpraktiker/die Heilpraktikerin! Es wird zu keiner fruchtbaren Zusammenarbeit kommen. Wenn Sie bereits wissen, dass ein Organsystem erkrankt ist, wenn Gelenke schmerzen oder die Haut Probleme macht, dann wird Ihnen das Buch auch weiterhelfen, weil Sie Hinweise darin finden, wie die Ursache des Gesundheitsproblems anzugehen ist.

Kopf

Der Kopf ist das mächtigste Instrument für die spirituelle Selbstheilung, denn mit Gedankenbildern kann der Mensch aus der geistigen Ursubstanz seine Wirklichkeit selbst erschaffen.

Die spirituelle Bedeutung des Kopfes

Im Kopf liegt die geistige Macht des Menschen. Durch das Denken ist er in der Lage, Nahrung anzubauen und zu konservieren, statt sich tagtäglich, wie Tiere es müssen, ausschließlich mit der Beschaffung von Nahrung zu beschäftigen. Durch die Fähigkeit, sich zu erinnern, ist es möglich, an bereits gemachte Erfahrungen anzuknüpfen und die Wiederholung fehlerhafter Handlungen zu vermeiden. Über das Lebensnotwendige hinaus haben Menschen schon immer Methoden erdacht, mit denen sie den Alltag verschönerten, also kulturelle Leistungen erbrachten. Das Gehirn ermöglicht es dem Menschen, sich durch Gedanken und Gefühle mit religiösen und spirituellen Inhalten zu beschäftigen. Gedankenbilder bewusst hervorzurufen, ist eine Kunst, die Visualisierung genannt wird. Konsequent praktiziert, vermag der Mensch damit aus der geistigen Ursubstanz seine Wirklichkeit selbst zu erschaffen, statt nur auf äußere Einflüsse und Zwänge zu reagieren. Mit bildhaften Gedanken lässt sich jede Struktur und jedes Organ des Körpers beeinflussen. Deshalb ist der Kopf tatsächlich das mächtigste Mittel der Selbstheilung. Diese Macht beginnt der Mensch der Gegenwart erst zu ergreifen, denn wir nutzen zurzeit nur den geringsten Teil unseres Gehirns bewusst. Es steht uns also noch ein fast unbegrenztes Potenzial zur Selbstverwirklichung, auf jeder Ebene des menschlichen Seins, zur Verfügung. Wir müssen es nur entwickeln! Krankheiten des Kopfes, auch der ganz »normale« Kopfschmerz, treffen deshalb den Menschen an seinem Lebensnerv. Wer nicht mehr denken oder meditieren kann, verliert zuerst die Kontrolle über seinen Körper und schließlich über sein Dasein. Krankheiten des Kopfes stellen deshalb für jeden spirituell strebenden Menschen eine besondere Herausforderung dar. Auch der geringste Kopfschmerz muss sehr ernst genommen, achtsam behandelt und sorgfältig ausgeheilt werden.

Seelisch-geistige Hilfe für einen gesunden Kopf

Das Haupt ist die Schaltzentrale des Bewusstseins, der Ort, an dem die Gedanken wahrgenommen werden. Es ist wesentlich, die Gedanken zu ordnen, und mit ihnen zur Ruhe zu kommen. Kopfschmerz zeigt an, dass es höchste Zeit ist, den Ring um den Kopf zu lösen. Dieser wird nicht durch äußere Gewalt durchbrochen, also indem Sie mit dem Kopf durch die Wand wollen. Es geht darum, innerlich zur Ruhe kommen, aus dem Teufelskreis der grübelnden Betrachtungen auszubrechen. Bleiben Sie dabei gelassen, machen Sie keinen Versuch, etwas zu erzwingen, auch nicht die innere Ruhe. Gebrauchen Sie Ihre Fähigkeit, innere Bilder zu erschaffen: Sie verlassen das drehende Karussell Ihrer eigenen Gedanken und betrachten die unablässige Gedankentätigkeit Ihres Gehirns gewissermaßen von außen. Irgendwann dreht jedes Karusell, das nicht angestoßen wird, langsamer und steht schließlich still. Das ist der Zeitpunkt, zu dem es im Kopf gleichsam wieder »hell« wird. Genießen Sie diese geistige Helligkeit, das Wohlgefühl und die gute Stimmung, die daraus entsteht. Wenn Sie jetzt noch eine Lichtmeditation praktizieren, setzt diese besonders starke Denkkräfte frei! (Siehe Kapitel »Lymphe«)

Nehmen Sie sich täglich ein wenig Zeit, sich mit einem gänzlich neuen Thema zu beschäftigen. Erlernen Sie zum Beispiel eine Fremdsprache oder widmen Sie sich öfter einem neuen Hobby. Das sind so alltägliche Maßnahmen, dass ihre Wirkung auf die Erhaltung der Denkkraft unterschätzt wird. Aber so einfach ist es tatsächlich, sich bis ins hohe Alter die Geisteskraft zu bewahren: Die Aktivierung des Gehirns beugt dem Abbau von Gehirnzellen vor. Das geistige und körperliche Wohlbefinden wird harmonisiert, wenn Zeiten der Denkarbeit mit Bewegungsphasen rhythmisch abwechseln. Licht ist der wichtigste »Farbfaktor« und hilft dem Nervensystem bei seiner Tätigkeit. Licht erhellt das Gemüt bei Depressionen und Verstimmungen. Bewegen Sie sich also so oft wie möglich im Tageslicht. Wählen Sie an düsteren Tagen Lampen mit orangegelbem Licht oder verwenden Sie den sanften Schein von Kerzenflammen für eine helle und lichte Stimmung in Ihren Wohnräumen.

Um das volle Potenzial Ihrer Schaltzentrale »Kopf« auszuschöpfen, empfehlen sich Techniken wie autogenes Training, Meditation oder Visualisieren. Durch diese lernen Sie, Ihre Selbstheilungskraft zu aktivieren, entwickeln also die geistige Macht, die dem Menschen eigen sein sollte, und gestalten ihr Leben bewusst nach

Ihrem freien Willen. Allein dadurch lösen sich Ängste, Sorgen, Zweifel und Ohnmachtsgefühle auf. Die Auswirkung einer spirituellen Gedankenarbeit macht sich am ganzen Körper durch steigende Vitalität bemerkbar. Unterstützen lässt sich die Gedankenarbeit durch folgendes Räucherwerk: Adlerholz, Copal und Myrrhe (siehe mein Buch »Rund ums Räuchern«. 3. Aufl. Schirner, Darmstadt 2009). Nutzen Sie das Räucherritual, um zur Ruhe zu kommen!

Kopfschmerzen entstehen leicht, wenn Sie sich zu viel den »Kopf zerbrechen«, also grübeln. Leichter Spannungskopfschmerz wird nach einer Meditation allmählich abklingen, und für das Problem oder die Sorgen, welche Sie vorher unablässig bedrängten, erscheinen jetzt, aus einer neuen Perspektive heraus, erste Lösungsansätze. Die »Starrköpfigkeit« macht einer neuen Beweglichkeit Platz.

Meditation bei Kopfschmerz

Bei heftigen, migräneartigen Kopfschmerzen oder anderen ernsten Gesundheitsproblemen im Kopf hilft eine alte, sehr kraftvolle, keltische Meditation. Auch wenn das Bild, das dabei eingesetzt wird, unserer modernen Vorstellungswelt zunächst erschreckend vorkommt: Lassen Sie sich nicht davon abhalten! Bedenken Sie, dass das Schwert-As im Tarotdeck die scharfe Gedankenkraft symbolisiert. Es wäre gut, diese Meditation zunächst dann zu üben, wenn Sie sich besser fühlen und gerade keine starken Schmerzen haben. Dann fällt es Ihnen leichter, diese auch im Akutfall anzuwenden. Aber ein Versuch lohnt sich in jedem Fall, Sie werden vom Ergebnis verblüfft sein!

Legen Sie sich entspannt hin. Ist Ihnen das wegen der Schmerzen unmöglich, nehmen Sie die Position ein, die erträglich ist, und stellen Sie sich dabei vor, sie lägen entspannt auf dem Rücken. Atmen Sie dreimal tief ein und aus. Visualisieren Sie nun ein lichthelles Schwert, das den Kopf vom Körper abtrennt. Spüren Sie, wie sich die Schmerzen im Kopf fast augenblicklich verflüchtigen. Fühlen Sie die unvergleichliche Leichtigkeit, die Sie erfasst. Verharren Sie in diesem angenehmen, fast körperlosen Zustand. Sollten Sie dabei einschlafen, umso besser! Sie werden erfrischt und gestärkt erwachen. Sonst beenden Sie einfach die Meditation nach der Zeit, die Sie dafür vorgesehen hatten. Atmen Sie dreimal tief ein und aus, und lassen Sie das lichte Schwert wieder davongleiten. Auch jetzt werden Sie deutlich die positive Nachwirkung spüren, wie das Blut, die Nerven und alle Zellen im Kopf befreit und reibungslos arbeiten.

Um die Durchblutung des Kopfes gesund zu erhalten, ist es ratsam, den Genuss von Alkohol, Drogen oder Schmerzmitteln einzuschränken. Vor allem Nikotin hat einen sehr negativen Einfluss auf die Blutgefäße, die den Kopf versorgen! Das lässt sich daran erkennen, dass die Gesichtshaut von Rauchern schon in jungen Jahren faltig wird. Das Beste in diesem Zusammenhang ist es wirklich, mit dem Zigarettenrauchen aufzuhören. Eine Kompromisslösung bringt hier wenig. Selbst nach jahrelangem Rauchen werden Sie sofort eine Verbesserung der Denkleistung spüren, wenn Sie sich das Rauchen wieder abgewöhnen.

Trinken Sie ausreichend Wasser, und bewegen Sie sich viel an der frischen Luft. Um Nacken und Schultern beweglich und geschmeidig zu erhalten, helfen regelmäßige Lockerungsübungen oder meditative Bewegungsformen wie zum Beispiel Yoga. Gymnastik kann unterstützen, oder Training im Fitnessstudio, wenn Ihnen das mehr liegt. Es ist heute selbstverständlich, viele Stunden täglich am Computer sitzend zu arbeiten. Dabei verspannt sich die Nackenmuskulatur, was Kopfschmerzen verursacht. Deshalb ist etwas Bewegung zum Ausgleich langfristig hilfreich und wirksam. Im Notfall, wenn ein verlängerter Arbeitstag am PC unausweichlich ist, kann ein warmes Fußbad zwischendurch zur Vorbeugung von Verspannungen im Nacken-Schulterbereich kleine Wunder bewirken – probieren Sie es aus!

66 Redewendungen, die auf ein Ungleichgewicht im Kopf hindeuten*

Hauptsache; ein heller/kluger Kopf; kopflastig; das wächst mir über den Kopf; Dickkopf; mit dem Kopf durch die Wand gehen; sich den Kopf zerbrechen; ein Brett vor dem Kopf haben; Kopf und Kragen riskieren; jemandem den Kopf verdrehen; einen kühlen Kopf bewahren; der Kopf raucht/brummt; sich vor den Kopf gestoßen fühlen; den Kopf hängen lassen; kopfscheu; kopflos; was man nicht im Kopf hat, hat man in den Beinen; mit einem Schlag ist alles anders

---

* Wenn eine Person, die dies vorher nicht getan hat, solch eine Ausdrucksform plötzlich gehäuft anwendet, kann man daraus auf eine organische Störung bei ihr schließen.

Alarmzeichen, bei denen Sie fachkundigen Rat einholen sollten

- Heftige, plötzlich auftretende Kopfschmerzen, die nicht abklingen
- Andauernde Schmerzen an einer bestimmten Kopfstelle
- Erbrechen, Übelkeit und Schwindel nach einem Sturz
- Zahnschmerzen
- Sprach- oder Sehstörungen, die mehrere Stunden nach einem heftigen Stoß auf den Kopf auftreten
- Halbseitige Lähmungen oder Sprachstörungen, auch wenn sie nur wenige Sekunden dauern
- Ungleich große Pupillen nach einer Kopfverletzung
- Rasch zunehmende Vergesslichkeit
- Über lange Zeit verhärtete, schmerzende Nackenmuskeln, die sich durch keine Maßnahme lockern lassen

Sinnesorgane

Augen

Augen gelten als Fenster der Seele, sie spiegeln die Seelenlage eines Menschen wider. Ein spiritueller, weiser und vorausschauender Mensch ist »hellsichtig«.

Die spirituelle Bedeutung der Augen

Das Auge gilt nicht umsonst als unser schönstes Organ. Es wird Spiegel oder auch Fenster unserer Seele genannt. Nichts kann ein Gesicht so aufhellen wie das liebevolle Strahlen der Augen. Der erste Eindruck, den wir von einem Menschen haben, wird wesentlich vom Auge bestimmt. Der Ausdruck der Augen verrät die Seelenlage eines Menschen deutlicher als Gebärden, die bewusst eingesetzt werden können. »Äugeln« ist ein alter Ausdruck für flirten. Wenn zwischenmenschliche Beziehungen jeder Art sich anbahnen, wird mit Blicken darüber entschieden, ob es zu einem weiteren Kontakt kommt oder nicht.

Unser eigentliches Sehorgan liegt im Gehirn. Vor allem das Verständnis des Gesehenen ist eine Tätigkeit des Gehirns, und ohne dieses Verständnis würde uns der Sehsinn nicht viel helfen. Er lieferte uns eine unverständliche Ansammlung von Formen und Farben, die nur Ängste auslösten. Deswegen führt das alltägliche Sehen fast unmittelbar zur Fähigkeit, sich innere Bilder zu erschaffen, zum Visualisieren. Und wenn wir uns schon das Bild unserer Realität erschaffen, wäre es doch sinnvoll, dies so zu tun, dass diese Realität uns glücklich macht!

Unsere Kultur hat den Sehsinn in den Vordergrund gerückt. Das war nicht immer so. Wir streben also nach Durchblick, Überblick oder Übersicht, und dies alles möglichst innerhalb eines Augenblicks. Unzählig sind die Bilder und Redewendungen, die Alltagserlebnisse oder Erkenntnisse in einen Bezug zum Augenlicht setzen. Und wenn wir ausdrücken wollen, dass ein Mensch spirituell, weise und vorausschauend ist, nennen wir ihn »hellsichtig«.

Seelisch-geistige Hilfe für gesunde Augen

Solange der Organismus nur einigermaßen gesund ist, gibt es keine Entzündungen der Augen. Diese wichtigen Sinnesorgane werden vom Körper mit einem besonderen Abwehrsystem geschützt. Müde und überanstrengte Augen aber sind anfälliger! Gerötete, entzündete Augen sind also sehr ernst zu nehmen, denn sie weisen darauf hin, dass der Körper insgesamt geschwächt ist. Da haben Sie dann schon lange etwas nicht sehen wollen, waren blind für Kummer, Erschöpfung oder viele andere kleine Warnzeichen, die Ihnen Ihr überlasteter Körper gesandt hat.

In der Gegenwart nehmen Augenleiden zu, die auf allergische Reaktionen zurückzuführen sind. Blühende Bäume, Sträucher und Blumen gab es schon immer. Sicher, es liegt eine andere Umweltbelastung vor, die auch den Blütenstaub verändert hat. Wenn aber das Abwehrsystem »rotsieht«, und wegen einiger winziger Blütenpollen die schwersten Abwehrgeschütze auffährt, wenn deshalb der Frühling und seine Blütenpracht gemieden werden müssen – dann ist es sicher weise, sich zu fragen, ob die innere Kraft der Abwehr nicht in die falsche Richtung gelenkt wird. Die allergische Reaktion ist ein Zeichen für ein starkes Abwehrsystem, welches seine wirklichen Feinde nicht mehr erkennt. Die seelische Haltung, die hier weiterhilft, ist, sich seinen wahren Ängsten und der heimlichen Wut zu stellen, und sie dort aufzulösen, wo sie entstanden sind.

Störungen des räumlichen Sehvermögens verändern das plastische Erleben, sind aber keine so große Beeinträchtigung. Sie lassen sich ausgleichen, sogar nach und nach verringern, durch Übungen, die auf das Anfassen und Bewegen ausgerichtet sind. Je mehr der Raum erlebt wird, umso geringfügiger wird die Sehstörung. Schielen verzerrt die Sichtweise, deshalb wird das schielende Auge vom entsprechenden Gehirnareal sozusagen abgeschaltet. Um einen Sehverlust am Schielauge zu vermeiden, besonders bei Kindern, empfehlen sich entsprechende Augenübungen, welche die Augenmuskeln stärken. Werden diese regelmäßig durchgeführt, kann damit das Schielen geheilt werden. Augenflimmern ist meist kein Augenproblem, sondern wird durch einen verspannten Nacken oder durch Blutdruckschwankungen verursacht.

Trockene Augen entstehen aus einem starren Blick, meist auf einen Bildschirm. Tatsächlich ist das »trockene Auge« zu einem Volksleiden geworden. Versiegt die Tränenflüssigkeit, kann der Mensch seinen Tränen keinen freien Lauf mehr lassen, dadurch findet er auch nicht mehr zu der Lösung und Entspannung, die das Weinen bei Schmerz und Kummer verschafft. Die Lösung ist ebenso einfach wie umfassend: keine Starrheit im Auge des Betrachters!

Kurz- und Weitsichtigkeit sind die häufigsten Sehstörungen. Kurzsichtigkeit zeigt sich oft schon im Schulalter, Weitsichtigkeit ist eine Störung, die im fortgeschrittenen Lebensalter auftritt. Wird aufgrund von Fehlsichtigkeit auf Sehhilfen, also Brillen und Kontaktlinsen, ausgewichen, verschlechtert sich die Sehkraft weiter. Das erscheint zunächst erstaunlich, leuchtet aber ein, wenn man sich klarmacht, dass das Auge dann einem ungebrauchten Muskel vergleichbar ist, der sich zurückbildet. Denn es sind Denkmuster, welche den Zustand der Augen prägen. Auch der alltägliche Sprachgebrauch verwendet den Begriff »kurzsichtig«. Damit wird ein Verhalten beschrieben, welches eine Situation nicht auf ihre Entwicklung, also auf lange Sicht hin, beurteilt. Ein weitsichtiger Mensch bezieht vor allem die zukünftige Entwicklung einer Sache in seine Überlegungen und Entscheidungen ein. Liegt nun eine Kurz- oder Weitsichtigkeit vor, so erzeugt sie auch eine entsprechende Seelenhaltung. Daher ist auch der Umkehrschluss berechtigt: Wenn ein kurzsichtiger Mensch sich in weitsichtigem Denken und Betrachten übt, wird er feststellen, dass sich seine Sehstörung nach und nach bessert, sicherlich aber nicht verschlechtert. Umgekehrt kann sich ein weitsichtiger Mensch im Betrachten der Details und der Gegenwart üben. Veränderungen des Denkens sind langwierige Prozesse, es braucht seine Zeit, bis sich eine Veränderung als dauerhaft erweist – das ist die Schwierigkeit dabei.

Lang anhaltender seelischer Druck kann, in Kombination natürlich mit einer entsprechenden Veranlagung, zu erhöhtem Augeninnendruck, dem Glaukom, führen. Die Besonderheit dieser Erkrankung liegt darin, dass der Kranke sie selbst erst dann bemerkt, wenn seine Sicht schon eingeschränkt ist. Durch das Glaukom entsteht eine Verengung des Sichtfelds, ein Tunnelblick. Das entspricht dem seelischen Problem des Glaukomkranken: Er zeigt sein Leid nicht, bewahrt eiserne Selbstbeherrschung und gesteht sich selbst keinen Ausweg zu. Es gibt aber immer mehrere Lösungswege, und jeder von ihnen ist besser als qualvolles Durchhalten! Wer sich ein Ventil für das Leid schafft, das unterdrückt wurde, wird bald Erleichterung auch im Augenbereich spüren. Schon eine befreiende Tränenflut kann den Augendruck auf ein erträgliches Maß senken. Eine schrittweise Veränderung der Lebenssituation, die so bedrückt, wird auf Dauer auch helfen, den Augeninnendruck zu senken.

Der Graue Star ist eine Erkrankung des Alters. Der alternde Mensch will nicht mehr sehen, weil er an keine Perspektive in seinem Leben mehr glaubt. Der Graue Star zeigt aber auch eine Verschlackung des Stoffwechsels an, es handelt sich also um eine allgemeine Erkrankung des Körpers, von der das Augenleiden lediglich eines der Symptome ist. Makuladegeneration und Netzhautablösungen gelten als Probleme des hohen Alters. In diesem Fall ist der Sehverlust ein Teil des Ablösungsprozesses von der Erde, und der greise Mensch wird nicht unbedingt nach einer neuen Sichtweise streben. Netzhautablösung kann aber auch schon früher, als Folge starker Kurzsichtigkeit, auftreten. Das ist anders zu bewerten: Es ist eine Ablehnung des irdischen Daseins, welches nicht mehr als wertvoll angesehen wird. Die Heilung liegt in der Liebe zur Erde und in der Anerkennung dessen, dass wir als Menschen hier eine wichtige Aufgabe zur unserer eigenen Weiterentwicklung zu erfüllen haben.

Meditation

Was genau ist nun Hellsichtigkeit? Sie ist eine Betrachtung aus unterschiedlichsten Blickwinkeln gleichzeitig, welche die Augen für eine neue Sichtweise öffnet. Immer dann, wenn eine Fehlsichtigkeit den Blick beeinträchtigt, ist es wichtig, sich um eine Korrektur im Bewusstsein zu bemühen. Ob kurzsichtig oder weitsichtig, jedes Ungleichgewicht bedeutet, dass Sie die Dinge nicht sehen können, wie sie sich tatsächlich darstellen. Auch dann, wenn sich mit dem Grauen Star ein Schleier über die bunte Farbenwelt legt, oder der Grüne Star das lebendige Blaugrün unter einem Druck ungeweinter Tränen verblassen lässt, ist es gut, einen Augenblick der Versenkung zu suchen, um wieder klar zu sehen.

Eine einfache, aber in der Durchführung verblüffend schwierige Gedächtnisübung wird auch den verloren gegangenen Durchblick verbessern. Betrachten Sie aufmerksam die Einrichtung des Zimmers, in dem Sie sich gerade befinden. Auch wenn Sie der Meinung sind, diese genau zu kennen, schauen Sie wirklich aufmerksam um sich. Schließen Sie jetzt die Augen und versuchen Sie, sich den Raum vorzustellen, mit allen Einzelheiten, Farben und Formen. Wundern Sie sich nicht, wenn das zu Beginn fast unmöglich ist! Entweder Sie erinnern sich an fast nichts oder es gelingt Ihnen nicht, sich die Sachen wirklich bildlich vorzustellen: Das ist normal! Sie entdecken, wenn Sie das Zimmer wieder mit geöffneten Augen betrachten, in der Regel mehr Dinge als die, an die Sie sich erinnern konnten. Wiederholen Sie diese Übung, bis Sie mit dem Ergebnis der Erinnerung zufrieden sind! Beachten Sie nun, dass Sie alle Farben klar in der Vorstellung erleben, dass die Formen plastisch und die Abstände zwischen den Gegenständen exakt in Ihrer Vorstellung erscheinen.

Wenn auch das gut klappt, versuchen Sie es mal mit der folgenden Übung: Stellen Sie sich Räume, Gegenstände oder Landschaften vor, die Sie nur selten betrachten können. Wichtig ist aber, dass Sie die Korrektur möglichst bald danach durchführen. Wenn Sie das auch nur wenige Wochen lang konsequent üben, werden Sie bemerken, dass Ihre Augen schärfer, klarer und gesünder geworden sind und Ihre Wahrnehmung der Umwelt sich gewandelt hat. Sie sehen alles farbiger, plastischer und deutlicher! Außerdem verbessert sich, sozusagen als Nebenwirkung, Ihre Gedächtnisleistung.

Versuchen Sie nun die folgende, spannende Steigerung! Wenn Sie eine Örtlichkeit aufsuchen müssen, die Sie noch niemals gesehen haben, dann stellen Sie sich diesen unbekannten Ort vor, so genau wie möglich. Und wenn Sie das Geschäft, das Amt oder die Wohnung, die Sie sich vorgestellt haben, dann besucht haben, werden Sie vermutlich bald feststellen, dass Sie das, was Sie mit Ihren beiden geöffneten Augen noch niemals wahrgenommen haben, ziemlich exakt vorher bei Ihrer Übung, in der Vorstellung, geschaut haben. Unversehens ist das, was als Erinnerung begann, zu einer Zukunftsschau geworden. Sie haben die »inneren Augen« entwickelt. Dann werden Sie auch keine große Sorge mehr um Ihr Augenlicht oder die Gesundheit Ihrer Augen haben. Sie werden die Fähigkeit zu sehen nicht mehr verlieren.

Körperliche Hilfe für gesunde Augen

Die folgende Augenentspannung sollte ein fester Bestandteil Ihres Alltags werden! Sie werden die heilsame Wirkung sofort spüren.

Augenübung

Die Augenentspannung ist immer dann hilfreich, wenn Sie über längere Zeit lesen, fernsehen oder am PC arbeiten. Wenn bereits eine Sehstörung vorliegt, ist diese Augenentspannungsübung besonders wertvoll, weil sie die Anspannung, die unbewusst aufgebaut wird, um alles »richtig« zu sehen, wieder lösen hilft. »Trockene« Augen werden fast unmittelbar nach der Übung wieder feucht.

Setzen Sie sich bequem hin, stützen Sie die beiden Ellenbogen auf den Arbeitstisch, an dem Sie gerade sitzen. Beugen Sie nun den Nacken und legen Sie das Gesicht so in beide Hände, dass die Handteller genau um das Auge herum zu liegen kommen: der untere Teil des Handtellers (oberhalb des Handgelenks) auf den Wangenknochen, die obere Hälfte des Handtellers (unter den Fingeransätzen) auf den Augenbrauen. Schließen Sie die Augen und halten Sie die Handteller möglichst geschlossen, sodass eine tiefe Dunkelheit um Ihre Augen herum entsteht. Bleiben Sie so etwa fünf Minuten sitzen. Danach lösen Sie die Hände, richten sich auf und halten die Lider noch einige Sekunden geschlossen, bevor Sie langsam wieder die Augen öffnen.

(Siehe Biwer, Anne L.; Steinmüller, Steffi: Augentraining – Das Praxisbuch. Übungen für einen klaren Blick. Schirner Verlag, Darmstadt 2008)

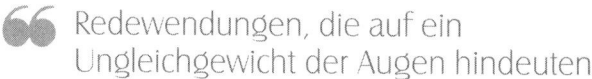

Redewendungen, die auf ein Ungleichgewicht der Augen hindeuten

Eine Sache kurzsichtig betrachten; Weitblick, Überblick oder Durchblick haben; den Tatsachen ins Auge sehen; ein Auge auf jemanden werfen; hellsichtig sein; Augenblick; Augenlicht; Augen klar wie Bergseen haben; Liebe macht blind; der böse Blick; blind vor Wut sein; farbenblind; jemandem die Augen öffnen; da kommen mir die Tränen.

! Alarmzeichen, bei denen Sie fachkundigen Rat einholen sollten

- Das Auge ist gerötet, tränt oder weist schleimige Absonderungen auf
- Sie stoßen an seitlich liegende Sachen oder seitlich stehende Personen
- Ein Auge sieht deutlich schlechter
- Ein Auge – oder beide – sind vergrößert und fühlen sich hart an
- Leichter, aber anhaltender Druckschmerz über den Augenbrauen
- Plötzlich auftretende, starke Lichtempfindlichkeit
- Verschwommenes Sehen wie durch einen Nebel
- Die Dinge doppelt sehen
- Farben können nicht mehr sicher erkannt werden
- Beim Lesen fehlen in der Mitte Buchstaben
- Ein plötzlicher schwarzer Fleck in der Mitte des Blickfelds
- Ein schwarzer Schleier im Sichtfeld, der sich auf und ab bewegt, und die Sicht stört
- Lichtblitze im Sehfeld
- Plötzlich auftretender, teilweiser oder vollständiger Sehverlust

Ohren

Das Gleichgewichtsorgan ermöglicht den aufrechten Gang und jede gezielt ausgeführte Bewegung im Raum. Das Hörorgan verbindet mit allem, was im Umfeld geschieht. Es erschließt die Wahrnehmung der Zeit, da Schallwellen im Gehirn nacheinander entschlüsselt werden.

Die spirituelle Bedeutung des Ohres

Das Ohr ist der Sitz zweier Organe: des Gleichge-
wichts- und des Hörorgans.

Das Gleichgewichtsorgan ermöglicht das Erleben
und Bewegen im dreidimensionalen Raum. Nur dadurch ist der Mensch zum aufrechten Gang und zu jeder gezielt ausgeführten körperlichen Aktion fähig.

Das Hörorgan verbindet uns auf besondere Weise
mit allem, was um uns herum geschieht. Das Hörorgan
kann niemals abgestellt oder geschlossen werden, wir
nehmen immerzu Geräusche wahr, ob wir das wollen
oder nicht. Über das bewusste Zuhören und das Verständnis von Lauten und Sprache wird eine besonders
tiefgehende Kommunikation mit anderen Menschen
möglich: der unmittelbare Gedankenaustausch im
Gespräch. Die Möglichkeit, Informationen über Worte und Geräusche aufzunehmen, ist zwar unbegrenzt,
läuft aber heutzutage wenig bewusst ab. Gehörtes wird
nicht so gut erinnert, wie Gesehenes. Dafür ist die mögliche Einflussnahme über Geräusche, Musik oder Worte
wesentlich größer, gerade weil sie unbewusst verarbeitet werden. Je öfter wir etwas hören, umso glaubhafter
erscheint es uns. Das ist ein Phänomen, welches sich
jede Werbung zunutze macht.

Wahrscheinlich ist das Hörorgan auch dasjenige,
das uns am ehesten die Wahrnehmung von Zeit ermöglicht, da die eingehenden Schallwellen hintereinander
entschlüsselt werden, wodurch eine Vorher-Nachher-

Struktur, eine sogenannte Sequenz entsteht. Es wäre damit ein Organ, das uns dazu verhelfen könnte, das rein irdische Phänomen der vergehenden Zeit zu begreifen, eben »das Gras wachsen zu hören«.

Seelisch-geistige Hilfe für gesunde Ohren

Um sich die Hörfähigkeit lange und differenziert zu erhalten, lohnt der Versuch, die Geräusche einzuschränken, die tagtäglich und ein Leben lang auf uns einfluten. Sonst trifft irgendwann alles nur noch »auf taube Ohren«. Wenn Radio und Fernsehgerät gleichzeitig laufen, Kinder schreien, Autos hupen und nebenbei noch das Telefon bedient wird, liegt sicherlich eine Reizüberflutung des Hörorgans vor. Zeiten der Ruhe oder gar der Stille sind für das Ohr eine Wohltat. Das ist nicht eben einfach zu erreichen, wenn Sie in einer Stadt leben, aber gerade dort ist es besonders wichtig. Gönnen Sie sich deshalb immer wieder kurze Auszeiten der Stille! Damit wird auch das Gleichgewichtsorgan gepflegt, denn wenn Sie erst einmal ins Schleudern geraten sind und das Gleichgewicht verloren haben, lässt sich der feste Standpunkt nur langsam wiedererlangen.

Auch wenn es erstaunlich scheint: Das Hören der Stille ist eine Übung, die den Hörsinn schärft! Dafür eignen sich besonders tiefe Wälder, die möglichst abseits von Lärmquellen, etwa Industriegebieten, liegen, sodass alle von Menschen verursachten Geräusche ausgeschlossen werden. Nach und nach werden dann feinere Töne der Natur wieder hörbar. Wenn erreichbar, sind auch Höhenzüge oder Berge, das Meer mit seinem Rauschen oder eine Quelle mit ihrem feinen Gluckern sehr geeignete Stellen für Übungen zur Schärfung des Gehörsinns.

Auch mit Musikinstrumenten lässt sich ein feineres Hören wieder einüben: Schlagen Sie einen einzelnen Ton an und lauschen Sie ihm so lange nach, bis er verklungen ist. Je öfter Sie einem Ton nachlauschen, umso länger werden Sie ihn nachklingen hören.

Eine Hörübung, die eine seelische Qualität eröffnet, besteht darin, einem Menschen aufmerksam zuzuhören, also »Gehör zu schenken«, darauf zu lauschen, welche Stimmung, welche Gefühle er in seine Worte legt – oder welche Gefühle vielleicht verborgen werden. Für den Anfang ist es einfacher, wenn Sie dies mit einem vertrauten Freund oder einer Freundin üben, sodass Sie dann auch eine Rückmeldung erhalten, ob die von Ihnen gehörte Beobachtung zutreffend war. Nach und nach wird sich Ihnen eine ganz neue Welt des Zuhörens erschließen, und Sie werden dadurch nicht nur ein besserer Gesprächspartner werden, sondern auch viel mehr Informationen über Ihre Mitmenschen erhalten.

Körperliche Hilfe für gesunde Ohren

Laute Geräusche schaden dem Hörorgan, gleich, ob es sich dabei um einen Presslufthammer, Flugzeuglärm, eine laute Verkehrsstraße oder das besonders bei Jugendlichen beliebte Musikhören handelt. Hier hilft nur, den Krach so oft wie möglich zu meiden. »Weghören« allein genügt nicht, es stumpft nur ab. Es gibt Befürchtungen, dass allzu häufiges Telefonieren mit mobilen Geräten (»Handys«) zu einer Schädigung des Ohres führen könnte, weil die Funkwellen eine Erwärmung des Ohres verursachen. Spüren Sie dem nach! Die Empfindlichkeit ist individuell verschieden und auch von der Tagesform abhängig.

Hörverlust kann die Begleiterscheinung eines hohen Lebensalters sein. Solange die Fähigkeit des Hörzentrums im Gehirn bestehen bleibt, Geräusche und Worte zu entschlüsseln, ist – eingeschränktes – Hören selbst bei bestehender Schwerhörigkeit noch möglich. Wer sich darin geübt hat, seelisch hinzuhören, wird trotz nachlassender Hörfähigkeit noch gut einem Gespräch folgen können.

Die Mittelohrentzündung des Kleinkindes – meist der Beginn lebenslanger Ohrprobleme – lässt sich dadurch vermeiden, dass den Säuglingen immer, auch in geschlossenen Räumen, eine feine Seidenmütze aufgesetzt wird.

Der Hörsturz kündigt sich immer durch kürzere oder längere Phasen, in denen Ohrgeräusche gehört werden, an, was meist in einer Zeit großer Belastung auftritt. Der »Stress« ist mit ein Grund, aus dem die Warnzeichen vorher gar nicht registriert werden, denn er mindert die Körperwahrnehmung und setzt die Schmerzschwelle herauf. Wenn Sie unter starker seelischer Anspannung stehen, dabei gelegentlich an Schwindel leiden oder Ohrgeräusche hören, sollten Sie vorbeugend etwas tun, um sich zu entlasten und zu entspannen. Fragen Sie einen ganzheitlich arbeitenden Arzt oder solch eine Ärztin bzw. einen Heilpraktiker oder eine Heilpraktikerin um Rat.

Eine scheinbare Schwerhörigkeit kann entstehen, wenn der Ohrenschmalz einen festen Pfropfen bildet. Vorbeugen lässt sich dem gut mit Ohrkerzen oder durch fachkundiges Ausspülen der Ohren.

Es ist ein Glück, dass Erkrankungen des Gleichgewichtsorgans selten sind, denn sie haben weitreichende Folgen. Der dadurch verursachte Schwindel macht Bewegung fast unmöglich und löst selbst im Liegen noch Übelkeit und Erbrechen aus. Der Kranke braucht die Unterstützung eines heilkundigen Therapeuten oder einer heilkundigen Therapeutin.

Bei der sogenannten Reiseübelkeit oder Seekrankheit wird das Gleichgewichtsorgan durch mechanische Reize gestört. Gut geeignet für die Selbstbehandlung ist das Drücken von Akupressurpunkten kurz vor und immer wieder während der Reise.

Akupressurpunkt bei Reiseübelkeit

Der Punkt ist einfach zu finden: Legen Sie die vier Finger (ohne den Daumen) eng nebeneinander auf die Innenseite des Unterarms, sodass der kleine Finger auf dem Handgelenk ruht. Dort, wo dann der Zeigefinger liegt, befindet sich genau in der Mitte der Breite des Innenarms der gesuchte Punkt. Drücken Sie diesen sanft, aber fest.

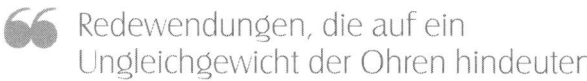

Redewendungen, die auf ein Ungleichgewicht der Ohren hindeuten

Hörorgan:

Auf einem Ohr taub sein; es klingelt in den Ohren; wer nicht hören will, muss fühlen; das Gras wachsen hören; jemandem Gehör schenken; für jeden ein offenes Ohr haben; Ohrwurm; zum einen Ohr hinein, zum anderen heraus; gehorchen; überhören; zuhören; weghören

Gleichgewichtsorgan:

Mir dreht sich der Kopf; das Gleichgewicht verlieren; aus dem Gleichgewicht geraten; das Gleichgewicht suchen; ins Schleudern geraten

- Ein Gefühl wie Watte in einem oder beiden Ohren, gleichzeitig ein spitzer Schmerz im Ohr
- Ein plötzlich auftretender, durchdringender Ton in einem oder beiden Ohren, der nicht abklingt
- Kratzende Geräusche verschiedener Dauer und Intensität in einem oder beiden Ohren
- Druckgefühl und Schmerzen in den Ohren
- Flüssigkeit, die aus den Ohren fließt
- Plötzlich auftretender oder sich allmählich steigernder Schwindel mit Übelkeit und Erbrechen
- Sie haben Mühe, einem Gespräch zu folgen, an dem sich mehrere Personen beteiligen.
- Sie hören nur noch gut, wenn Sie sich mit einer einzelnen Person unterhalten, die Ihnen gegenübersitzt.
- Sie müssen immer öfter nachfragen, was Ihnen gesagt wurde, oder Sie stellen durch Nachfragen fest, dass Sie ein ähnliches Wort statt des wirklich ausgesprochenen gehört haben.

Nase

Der Riechnerv führt seine Information direkt in den ältesten Teil unseres Gehirns. Deshalb beeindruckt und steuert der in der Nase angesiedelte Geruchssinn den Menschen unmittelbar und tiefgehend.

Die spirituelle Bedeutung der Nase

Der Riechsinn ist unser ältester Sinn, und je weiter wir in der Menschheitsgeschichte zurückgehen, wird er ungleich stärker auf den Menschen gewirkt haben, als wir uns das heute vorstellen können. Der Geruchssinn ist der Sinn, welcher uns am unmittelbarsten, am nachhaltigsten und am tiefsten beeindruckt und steuert, gerade auch weil er uns in der modernen Zeit wenig bewusst wird. Die Duftreize werden direkt in den entwicklungsgeschichtlich ältesten Teil des Gehirns geleitet. Dort werden lebenswichtige Prozesse gesteuert, die unserem Bewusstsein entzogen sind, neben dem Riechen die Atmung oder der Herzschlag. Über die Nasenschleimhaut nehmen wir auch jene geheimnisvollen hormonellen Botenstoffe wahr, die darüber entscheiden, ob wir einen Menschen angenehm und sympathisch oder sogar sexuell anziehend finden. Denn ob wir einen Menschen »riechen können« oder nicht, entscheidet unser limbisches System innerhalb von Sekundenbruchteilen. Erstaunlich aber wahr, es ist also die Nase, die unser soziales Verhalten steuert, auch wenn uns meist unsere Vorlieben nicht so schnell bewusst werden, wie es das limbische System vorgegeben hat. Der Appetit und der Geschmackssinn sind eng an den Geruchssinn gekoppelt: Jeder hat schon erlebt, dass einem beim Duft einer leckeren Speise »das Wasser im Mund zusammenläuft«. Damit beeinflusst der Geruchssinn den ersten Schritt der Verdauung im positiven Sinn.

Der Riechsinn warnt uns auch vor Gefahren, indem er uns dazu bringt, verdorbene Nahrungsmittel wegen des ekelhaften Geruchs zu meiden, oder wegen Rauch und anderer gefährlicher Gase, einen Raum zu verlassen. Allerdings ist der Geruchssinn des modernen Menschen durch alle möglichen Industrieabgase und synthetischen Duftstoffe doch ziemlich verkümmert und abgestumpft.

Die Nase als erster Abschnitt des Atemsystems reguliert die Aufnahme unseres wichtigsten »Lebensmittels«, des Sauerstoffs. Im äußeren Nasenabschnitt wird die Atemluft gereinigt und erwärmt. Ohne diese Vorbereitung würde die Arbeit des inneren Atemsystems, also von Bronchien und Lungen sehr erschwert. Der Wohlklang der menschlichen Stimme ist von der Nase abhängig. Ist diese durch den Schleim einer Erkältungskrankheit »verstopft«, reicht jene nicht weit und klingt auch wenig angenehm für den Zuhörer. Unser Überleben im sozialen, zwischenmenschlichen und im körperlichen Bereich hängt also von der Gesundheit der Nase ab.

Seelisch-geistige Hilfe für die gesunde Nase

Unser Geruchssinn ist verkümmert, und es kann eine große Bereicherung sein, ihn wieder zu wecken. Uns wird sonst gar nicht mehr bewusst, warum wir jemanden riechen können oder nicht. Ein erster Schritt könnte sein, bewusster einen Menschen zu »beschnuppern«, den wir mögen oder in dessen Gegenwart wir uns unwohl fühlen.

Viele meditative Methoden schulen die bewusste Atmung. Dies ist eine besonders intensive Möglichkeit, den Geruchssinn und die Atmung steuern zu lernen. Außerdem beruhigt und entspannt es, intensiv mit der Nase einzuatmen.

Zusätzlich helfen dabei Duftstoffe oder einfache Räucherungen. Da viele Räucherstoffe sich günstig auf die Gesundheit oder Seelenlage auswirken, lässt sich beim Räuchern nebenbei eine ganz neue Erlebniswelt entdecken (Siehe Biwer, Anne L.: Rund ums Räuchern. Anwendung und Wirkung von Räucherwerk. 3. Aufl. Schirner Verlag, Darmstadt 2009). Für den Anfang ist es gut, nur eine einzige Räucherpflanze einzusetzen, um den Duft intensiv zu erleben, und sich erst nach und nach an Mischungen heranzuwagen.

Der Geruchssinn lässt sich auch im Alltag schulen. Wählen Sie Gewürze oder duftende Blumen, und üben Sie sich auch hier darin, die einzelnen Duftstoffe getrennt wahrzunehmen, bis Sie diese in einer Komposition wiedererkennen. Wenn Sie in der Lage sind, bei einem gut gewürzten Essen die einzelnen Gewürze »herauszuriechen«, dann haben Sie einen großen Entwicklungsschritt in der Differenzierung Ihres Geruchssinns gemacht.

Wer »die Nase voll« hat, ist einer Situation völlig überdrüssig. Dann stellt sich eine Erkältung ein, der Mensch ist »verschnupft«. Viren werden nur dann zur Gefahr, wenn eine düstere seelische Stimmung vorherrscht. Häufen sich Erkältungskrankheiten, ist das ein Hinweis darauf, dass die gesamte Lebenssituation als unbefriedigend erlebt wird. Nehmen Sie also den »Schnupfen« als Anregung, neue Wege einzuschlagen. Oft ist es hier der direkte Weg – immer »der Nase nach« –, der weiterhilft: Probleme offen ansprechen, Konflikte nicht mehr unter den Teppich kehren, sondern austragen, und keine behutsamen, sondern tief greifende Veränderungen der Lebensführung. Beim allergischen Schnupfen haben sich der Überdruss und der Unwille in eine Aggression gewandelt, die der Kranke wiederum gegen sich selbst richtet ... ein gefährlicher Seelenzustand. Eine nachhaltige Betrachtung der Lebensführung und eine anschließende, grundlegende Änderung sind unabdingbar, wenn sich die Überreaktion des Abwehrsystems wieder in sinnvollen Bahnen bewegen soll.

Der Verlust des Riechsinns ist unangenehm. Vorübergehend haben wir es fast alle schon erlebt, denn jeder kennt die Erkältungskrankheit. Weil bei einer Entzündung die Nasenschleimhaut anschwillt und »verstopft«, fällt dann auch das Atmen schwer.

Bei häufig wiederkehrenden Erkältungen hilft: vitaminreiche Nahrung, reichliches Trinken, regelmäßige Bewegung im Freien und das bei jedem Wetter! Dabei warm und luftig, am besten mit Naturfasern, bekleiden, und im Winter auch eine Kopfbedeckung tragen. Dicht gefüllte, schlecht gelüftete Bahnen oder Busse sind voller Ansteckungsmöglichkeiten, besser ist es da allemal, ein Stück zu Fuß zu laufen! Bei trockener Nasenschleimhaut oder verstopfter Nase helfen Salzwasserspülungen, zum Beispiel mit einer Nasendusche, oder Meerwassernasentropfen.

Das beste Hausmittel bei einer beginnenden Erkältungskrankheit ist ein Gesichtsdampfbad mit einem Kamillenaufguß, notfalls genügt aber auch heißer Wasserdampf. Da Viren eine Temperatur über 38°C schwer überstehen, lässt sich so oft die Infektion im Vorfeld stoppen. Ist die Nasenschleimhaut durch Heizung oder Klimaanlage zu trocken, helfen milde, neutrale Salben, die mithilfe eines Wattestäbchens im vorderen Bereich des Nasenlochs verteilt werden.

Heftiges Nasenbluten wird meist durch hohen Blutdruck ausgelöst. Deshalb haben manche Menschen bei Lampenfieber oder in sonstigen aufregenden Situationen, welche den Blutdruck in die Höhe jagen, plötzliches starkes Nasenbluten. Erste Hilfe ist hier: aufrecht sitzen und einen Eisbeutel in den Nacken legen.

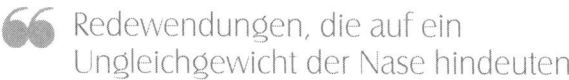

Redewendungen, die auf ein Ungleichgewicht der Nase hindeuten

Ich kann dich gut riechen; jemanden nicht riechen können; die Nase rümpfen; die Nase hoch tragen; den richtigen Riecher haben; jemanden beschnuppern; verschnupft sein; der Schnüffler; um eine Nasenlänge voraus sein; die Nase voll haben; das stinkt mir; hochnäsig sein; etwas Anrüchiges; immer der Nase nach; unter die Nase reiben; etwas auf die Nase binden

Alarmzeichen, bei denen Sie fachkundigen Rat einholen sollten

- Plötzlicher Verlust des Geruchs- und des Geschmackssinns
- Pochende Stirnkopfschmerzen während oder nach einer Erkältung
- Pochende Schmerzen in der Gegend des Jochbeins während oder nach einer Erkältung
- Taubheit oder Schwerhörigkeit auf einem oder beiden Ohren während oder nach einer Erkältung
- Bindehautentzündung während oder nach einer Erkältung
- Eine Erkältungskrankheit, die sich wochen- oder monatelang hinzieht
- Eine anhaltende »Erkältung« im Frühjahr oder Sommer
- Immerfort eine »laufende« oder verstopfte Nase bei einem Kind
- Starkes Nasenbluten
- Klare, wasserartige Flüssigkeit, die aus der Nase fließt

Mund

Mit dem Mund nehmen wir Nahrung und Flüssigkeit auf, bilden Laute und dadurch die Sprache. Gedanken und Gefühle durch Sprache zu vermitteln, ist nur dem Menschen möglich.

Die spirituelle Bedeutung des Mundes

Durch den Mund nehmen wir Nahrung auf, wodurch wir die Möglichkeit haben, Kraftreserven aufzufüllen und fehlende Flüssigkeit zu ersetzen. Die notwendige Zerkleinerung und Vorverdauung ist durch die Geschmacksknospen der Zunge und des Gaumens ein angenehmes, lustvolles Erleben. Der Mensch kann ausschließlich aus Lust am Geschmack essen. Kieferknochen, Gesichtsschädel und Zähne sowie der gesamte hintere Rachenraum haben sich im Verlauf der Entwicklungsgeschichte beim Menschen so angeordnet, dass eine differenzierte Lautbildung möglich wurde und die Sprache entstehen konnte. Sich durch Sprache zu verständigen ist eine rein menschliche Fähigkeit. Wir können dadurch Gedanken und Gefühle ausdrücken, und im Vergleich zu den Säugetieren eine ganz andere, neue Kommunikation entfalten. Die intensiven Tast- und Geschmacksempfindungen der Zunge lösen auch angenehme Empfindungen bei Berührung aus, deshalb gehören Küsse zu den Zärtlichkeiten, die Menschen miteinander austauschen, die sich nahestehen. In der Kleinkindzeit erlebt das Kind noch alles über den Mund, deshalb werden alle interessanten Gegenstände vom Kleinkind in den Mund gesteckt und abgelutscht, erst dann hat es sich die neue Erfahrung einverleibt.

Seelisch-geistige Hilfe für den gesunden Mund

Mehr noch als zum Essen oder Trinken und vermutlich auch mehr als alle angenehmen Empfindungen, die wir mit dem Mund erleben können, prägt das, was wir aussprechen, die Gesundheit. Worte sind die Ausdrucksform des Denkens. Leider hilft es wenig, zwar positiv zu denken, aber negative Redewendungen beizubehalten. Um gesund zu bleiben, ist es wichtig, sich bewusst zu machen, was und wie Sie sprechen, und die Worte sorgfältig und achtsam auszuwählen.

Sinkt Ihre Stimmung ab, so versuchen Sie doch mal, mit einer einfachen Affirmation wieder bessere Laune zu erlangen. Affirmationen sind positive Sätze, die mehrmals wiederholt werden, und so allmählich Ihre Wirklichkeit prägen. Affirmationen sind besonders wirksam, wenn sie ganz persönlich formuliert sind. Trotzdem gebe ich Ihnen nachfolgend einen Vorschlag für eine Affirmation, die ebenso einfach wie wirksam ist und auf jeden Menschen und jede Situation passt: »Ich bin glücklich, gesund und reich!«

Sprechen Sie diesen Satz so oft wie möglich, laut oder leise, und wenn es nicht anders möglich ist, denken Sie die Worte. Sie werden sich wundern, wie viel Gutes auf einmal in Ihrem Leben geschieht. Und nach einiger Zeit wird Ihnen einfallen, welche Formulierung auf Sie ganz persönlich und Ihre Wünsche und Zielsetzungen besser passt (siehe Kapitel »Leichte, vorübergehende Erkrankungen«).

Die Nahrung gut zu kauen, setzt reichlich Speichel frei, und Speichelflüssigkeit ist der beste Schutz für den Mund. Ausreichend zu trinken ist ebenfalls gut, vor allem dann, wenn Sie längere Zeit sprechen müssen oder wenn Sie sich viele Stunden in geschlossenen, klimatisierten Räumen aufhalten. Da die Gesundheit des Mundes wesentlich von der Zahngesundheit abhängt, spielt die Zahnhygiene eine wichtige Rolle. Mit einer weichen Zahnbürste können auch Zahnfleisch und Lippen massiert werden. Die zarte Haut der Lippen wird dadurch schonend abgehärtet und die Schleimhaut des Mundes widerstandsfähiger. Die Lippen sollten dann mit einer fetthaltigen Salbe gepflegt werden, die am besten auch einen Lichtschutzfaktor enthält. Es ist gut, wenn zur morgendlichen Körperpflege die Zungenreinigung ganz selbstverständlich dazugehört. Über Nacht sammeln sich viele Stoffwechselschlacken auf der Zunge, daher kommt es zu Mundgeruch am Morgen, auch dann, wenn jemand sonst kein Problem mit einem solchen Symptom hat. Diese Ausscheidungen sollten nicht wieder hinuntergeschluckt werden, deshalb ist eine Zungenreinigung morgens sinnvoll. Dafür kann die Zahnbürste oder ein spezieller Zungenschaber eingesetzt werden, mit dem der schleimige Zungenbelag entfernt wird.

66 Redewendungen, die auf ein Ungleichgewicht des Mundes hindeuten

Von der Hand in den Mund leben; zum Fressen gern haben; auf dem Zahnfleisch gehen; da bleibt mir die Spucke weg; den vorlauten Mund halten; wes das Herz voll ist, des geht der Mund über; das Herz auf der Zunge tragen; es liegt mir auf der Zunge; zügle deine Zunge; mit gespaltener Zunge reden; sich die Zunge daran verbrennen; das Zünglein an der Waage

! Alarmzeichen, bei denen Sie fachkundigen Rat einholen sollten

- Über längere Zeit wundes oder immer wieder blutendes Zahnfleisch
- Anhaltender Mundgeruch
- Dicker schleimiger Belag auf der Zunge, gleich welcher Art und Farbe
- Halsschmerzen mit Schluckbeschwerden und hohem Fieber länger als drei Tage

Haut

Sich wohl zu fühlen in seiner Haut, bedeutet, sich in seinem Körper und in seiner Inkarnation hier auf der Erde wohlzufühlen.

Die spirituelle Bedeutung der Haut

Um den eigenen Körper zu erleben, ist die Haut nicht nur das größte, sondern vermutlich auch das wichtigste Sinnesorgan. Kälte- und Wärmeempfindung finden über die Haut statt, dabei werden kalte Temperaturen schneller als unangenehm erlebt, weil sie dem Körper gefährlicher werden als warme. Nur große Hitze erfordert eine sofortige Schutzreaktion. Schmerzempfindungen werden von der Haut schnell wahrgenommen, sie sollen dazu führen, dass wir eine Gefahrenzone, die uns Schmerz verursacht, sofort verlassen oder von vorneherein meiden. Tastrezeptoren sind zwar überall, aber auf der Körperoberfläche ungleich verteilt. Fingerkuppen, Lippen und Mund sowie die äußeren Geschlechtsorgane haben viele Tastkörperchen. Im Mund sorgen sie dafür, dass wir keine zu großen Brocken herunterschlucken. Die Wahrnehmung über die Hautoberfläche der Hände ist wesentlich für jede Art von Tätigkeit. Die zahlreichen Tastrezeptoren der Geschlechtsorgane sichern durch das Lustempfinden, welches die Berührung auslöst, den Fortbestand der Menschenart. So nüchtern, wie die Wissenschaft meint, werden aber all diese Empfindungen vom Menschen nicht erlebt. Sich wohlzufühlen in seiner Haut, ist ein wesentliches Bedürfnis, und nur wenn es befriedigt wird, werden wir uns in unserem Körper und in unserer Inkarnation hier auf der Erde auch wirklich wohlfühlen. Zwischenmenschliche Nähe wird wesentlich über die

Haut erlebt. Deshalb ist es gut, dem großen und wichtigen Hautsinn jede erdenkliche Sorgfalt und Pflege zu schenken.

Seelisch-geistige Hilfe für gesunde Haut

Die Haut zeigt auf, wie der Kontakt zur Umwelt verarbeitet wird. Chronische, schmerzhafte Hautauschläge sind ein Zeichen dafür, dass ein Mensch sich an seiner Umgebung wundgerieben hat und sich von seinen nächsten Angehörigen nicht angenommen fühlt. Das gilt besonders für die nässenden, also gewissermaßen tränenden Hautrötungen, unter denen kleine Kinder leiden. Oft kratzen sich die Kinder trockene Ausschläge blutig, um eine feuchte Absonderung zu erzeugen. Wird Distanz zur Umgebung angestrebt, »blühen« die Hautunreinheiten. Deshalb gedeiht Akne in Jahren der Hormonumstellung, in den Entwicklungs- und in den Wechseljahren von Mann und Frau. Eine solche Pubertätsakne verschwindet dann, wenn die Umstellung erfolgreich in die Persönlichkeit integriert ist.

Die meisten Menschen pendeln zwischen Dünnhäutigkeit und Dickfelligkeit. Das ist solange normal, wie es ein organischer Lebensprozess bleibt und kein Dauerzustand entsteht. Eine länger anhaltende Überempfindlichkeit verursacht Hautrötungen und -reizungen. Verschanzt sich eine Person zu lange hinter einem Panzer, reagiert die Haut mit Verhornungen, Alterswarzen und dunklen Flecken. Wer sich schneidet, stößt oder auf welche Art auch immer die Haut verletzt, äußert damit eine Neigung, sich selbst zu bestrafen. Verborgene Schuldgefühle aufzuspüren, wäre hier die helfende innere Arbeit, durch die sich dann die »Unfallneigung« verflüchtigen wird.

Die Haut spiegelt den gesamten Stoffwechsel, ist also auch jeden Tag anders. Ununterbrochen lösen sich winzige Hautschüppchen, und die Haut erneuert sich von innen heraus. Darin liegt auch ein Grund zu großer Zuversicht bei jedem Hautleiden. Sowie die Heilung zugelassen wird, können krankhafte Hauterscheinungen binnen weniger Stunden abklingen.

Gesundes, kräftiges und üppiges Kopfhaar ist nicht nur ein wichtiges Schönheitsattribut, es galt seit jeher als Zeichen besonderer Kraft und Gesundheit.

Körperliche Hilfe für gesunde Haut

Die Haut ist ein Spiegel des gesamten Körpers, viele Organe beeinflussen Reinheit, Farbe und Ausstrahlung der Haut. Denn die Haut ist nicht nur ein Sinnes-, sondern auch ein Ausscheidungsorgan. Als solches wird sie vom Organismus aber erst genutzt, wenn alle anderen Möglichkeiten, Gifte oder Schlackenstoffe auszuscheiden, versagt haben. Eine gestörte Darmfunktion wird also Hautausschläge aller Art nach sich ziehen, Leberprobleme können sich in hartnäckigem Juckreiz äußern, unerkannte Zuckerkrankheit in schmerzhaften

Eiterpusteln. Ist die Niere schwach, zeigen sich Hautrötungen oder Reizungen an Stellen, an denen besonders viel geschwitzt wird. Alle hormonellen Veränderungen haben großen Einfluss auf die Haut. Es hilft daher nur bedingt, am Symptom herumzukurieren. Wenn es Ihnen nicht gelingt, zu erkennen, welches Organsystem Unterstützung braucht, ist der Rat eines fachkundigen Therapeuten oder einer fachkundigen Therapeutin sinnvoll.

Zur Hautpflege eignen sich am besten Pflegeprodukte mit natürlichen Wirkstoffen. Beste Qualität bietet der Fachhandel – billige Drogerie- oder Discountprodukte können keine natürlichen Pflanzenextrakte aus biologischem Anbau enthalten. Sonnenbestrahlung ist gut, aber sie sollte fünf bis zehn Minuten täglich nicht überschreiten, insbesondere Mittagssonne im Hochsommer kann gefährlich werden. Auch hier gilt: Die Dosis macht das Gift!

Eine Packung mit Heilerde bewirkt bei Hautunreinheiten und Ausschlägen kleine Wunder, weil die Heilerde der Haut Giftstoffe entzieht und diese bindet. Einreibungen und Massagen stärken die Haut, wenn sie mit wertvollen Ölen vorgenommen werden. Besser als synthetische Massageöle eignen sich, wenn es preiswert sein muss, hochwertiges Olivenöl oder Sesamöl in Lebensmittelqualität: erst das Öl einmassieren, dann lauwarm abduschen und vorsichtig abtrocknen. Kneippkuren, bei denen Kälte- mit Wärmereizen abgewechselt werden, sind ebenfalls hervorragend für die Förderung der Durchblutung der Haut geeignet. Nebenbei können sie auch anderen erkrankten Organen einen Heilreiz anbieten. Wechselbäder für Füße und Arme sind immer eine Wohltat, bei morgendlichem Wechselduschen ist die Wirkung noch größer.

Kopfhaar reagiert auf jedes ernstere Ungleichgewicht im Körper, deshalb ist glanzloses, stumpfes oder gar ausfallendes Kopfhaar eine Aufforderung, sich selbst viel Sorgfalt und Wertschätzung zu schenken.

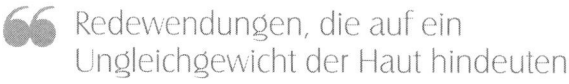

Redewendungen, die auf ein Ungleichgewicht der Haut hindeuten

Das geht unter die Haut; dünnhäutig sein; Gänsehaut; Fischhaut; Elefantenhaut; tief berührt sein; aus der Haut fahren wollen; ein dickes Fell haben; mit heiler Haut davonkommen; gepanzert sein; das Fell über die Ohren ziehen; das juckt mich nicht; das macht kribbelig; aufgekratzt sein; reizend bzw. reizvoll sein; das lässt mich kalt; erröten; erblassen; eine ehrliche Haut sein; seine Haut zu Markte tragen

Haare: da stehen mir die Haare zu Berge; mit Haut und Haar

Schweißdrüsen: da bricht mir der kalte Schweiß aus

! Alarmzeichen, bei denen Sie fachkundigen Rat einholen sollten

- Dunkle Muttermale, die sich stetig vergrößern und von kleinen Satellitenflecken umgeben sind
- Helle Muttermale, die nicht verschwinden, sondern sich stetig vergrößern
- Warzen
- Kleine rauhe, schuppige Flecken im Gesicht oder auf unbehaarter Kopfhaut (Glatze)
- Kleine oder größere Wunden, die nicht abheilen
- Hautausschlag, der nach einer Woche nicht abgeklungen ist

Hals

Denkkraft, Flexibilität, jugendliches Aussehen und die spirituelle Entwicklung lassen sich durch einen gesunden, beweglichen Hals positiv beeinflussen.

Die spirituelle Bedeutung des Halses

Der Hals garantiert die Beweglichkeit und die Gesundheit des Kopfes. Die aufrechte Kopfhaltung, als Ausdruck des Stolzes und Selbstbewusstseins, ist in vielen Redewendungen und Sprichwörtern wiederzufinden. Vor einem König musste man den Kopf neigen, und bis heute ist die Verneigung, der »Diener«, eine Geste der Ehrerbietung. Der Hals ist leider auch eine Körperregion, die dazu verleitet, einem Menschen nach dem Leben zu trachten. Allzu leicht lässt sich vorne am Hals die Atemzufuhr unterbrechen, indem man einem Menschen den »Hals umdreht«. Ein gewalttätiger Schlag am hinteren Hals, der Genickbruch, hat ebenfalls tödliche Folgen. Deshalb wurden in der Vergangenheit Hinrichtungen am Hals vollstreckt.

Denkkraft, jugendliches Aussehen und die spirituelle Entwicklung lassen sich ebenfalls durch einen gesunden, beweglichen Hals positiv beeinflussen. Heutzutage darf jeder Mensch sich »hocherhobenen Hauptes« bewegen – wenn er es wirklich will. Früher durften Sklaven, Leibeigene oder Diener ihr Haupt in der Gegenwart Höhergestellter nicht erheben. Heute haben zwar (in demokratischen Staaten) theoretisch alle die gleiche Würde, aber genug Menschen gehen mit gesenktem Haupt und nach vorn gebeugten Schultern, machen einen »Diener«, beanspruchen also von der Körpersprache her nicht ihren Status als freie Menschen.

Seelisch-geistige Hilfe für einen gesunden Hals

Beweglich muss der Hals bleiben, sonst ist es nicht mehr möglich, alle Seiten des Lebens wahrzunehmen. Halsstarrig sein, sich einem anderen Blickwinkel verschließen, ist die Seelenhaltung, die sich in einem steifen Hals und den vielfältigen Beschwerden der Halswirbelsäule äußern. Vielen Menschen mit Nackenschmerzen fällt es schwer, hier das Gleichgewicht zu finden. Sie wollen nicht den Hals hinhalten müssen, haben Angst, sich das Genick zu brechen, und flüchten eben auf diese Weise in die Starre. Also gilt es, sich der eigenen Verantwortung bewusst zu werden, und das, was in den Aufgabenbereich anderer gehört, auch dort zu lassen. Sicherheit findet sich nicht im starren Festhalten an Standpunkten, die sich in der Vergangenheit bewährt haben. Tatsächlich ist ja nichts sicher, denn alles Lebendige befindet sich in Bewegung. Sich der Vielseitigkeit und Vielfalt des lebendigen Geschehens zu öffnen, ist etwas wirklich Wunderbares. Es gibt einen inneren Wesenskern in uns, der stabil bleibt und in dem allein Sicherheit zu finden ist. Das andere Extrem ist der umgedrehte Hals oder das Schleudertrauma. Das widerfährt in der Regel ins Schleudern geratenen Menschen, die von der Vielfalt ergriffen werden, ohne ihr eigene Festigkeit entgegensetzen zu können. Meist ist es ein Unfall, der das Schleudertrauma verursacht, und die Betroffenen haben deshalb das Empfinden, ein Opfer zu sein. Es ist sehr wichtig, sich aus dieser passiven Rolle herauszu-bewegen, danach zu streben, die eigene Mitte wieder-zufinden. Denn ein Unfall geschieht nur dann, wenn die innere Ruhe und Mitte bereits verlorengegangen war. Der Unfall ist die Folge des Ungleichgewichts, das äußere Abbild, nicht die Ursache! Bleibt die inne-re Beweglichkeit bewahrt, führt hartnäckiges Streben ans Ziel, sonst aber in die Verhärtung.

Gesundheitsprobleme im vorderen Hals sind ein Hinweis auf viel unfreiwillig Hinuntergeschlucktes, auf ungeweinte Tränen, an denen der Leidende zu ersti-cken droht. Wird der verdrängte Kummer an die Ober-fläche des Bewusstseins geholt, werden auch Hals und Nacken wieder frei. Je entzündlicher die Prozesse der Krankheit sind, umso mehr unterdrückte, unausgespro-chene Wut schwingt in den hinuntergeschluckten Ge-fühlen.

Körperliche Hilfe für einen gesunden Hals

Da der Zustand der Halswirbel und der Nackenmus-kulatur von der Beweglichkeit des gesamten Rückens abhängt, sind alle Arten von Bewegungsübungen, die die Muskulatur und Beweglichkeit der Wirbelsäule stär-ken, eine Wohltat für den Nacken. Es gibt aber auch ganz einfache Übungen, um die gefährdete und vielge-brauchte Übergangszone zwischen der Hals- und der oberen Brustwirbelsäule beweglich zu erhalten.

Nackenübungen

Setzen Sie sich aufrecht hin, ohne die Lehne zu berühren. Kippen Sie das Becken nach vorne, und achten Sie darauf, dass Sie auch wirklich auf den Sitzbeinhöckern sitzen. Das sind die kleinen, harten Knochen, die Sie auf der Sitzfläche ertasten können. Spannen Sie den Beckenboden an. Lassen Sie die Schultern sanft nach hinten, unten und außen fallen.

a) Lassen Sie den Kopf langsam auf die Brust sinken und richten Sie ihn langsam wieder auf. Wiederholen Sie dies fünfmal.

b) Drehen Sie den Kopf langsam nach rechts und dann nach links. Wahrscheinlich wird dies auf einer Seite nicht so gut gelingen. Um diese Seite zu lockern, dehnen Sie den Kopf zur anderen Seite. Arbeiten Sie mit der Komfortposition des Körpers! Sie drehen also den Kopf zu der Seite hin, die freier in der Bewegung ist. Halten Sie den Kopf in dieser Stellung, und zählen Sie langsam bis zehn. Jetzt werden Sie den Kopf noch weiter in die freie Richtung drehen können. Zählen Sie wieder bis zehn. Lösen Sie die Haltung und kehren Sie mit dem Kopf wieder zur Mitte zurück. Drehen Sie den Kopf nun in die Richtung, die sich weniger beweglich zeigte. Sie werden überrascht sein, wie sehr sich hier der Bewegungsradius vergrößert hat! Drehen Sie nun den Kopf langsam abwechselnd nach rechts und dann nach links, und wiederholen Sie das fünfmal auf jeder Seite.

c) Neigen Sie den Kopf nach rechts, und halten Sie ihn so, während Sie langsam bis zehn zählen. Dies dehnt die seitlichen Schulter- und Nackenmuskeln der linken

Seite. Neigen Sie dann den Kopf nach links und machen Sie dasselbe. Wiederholen Sie die Übung zweimal.

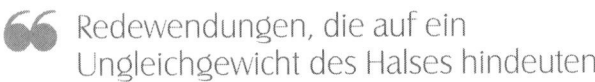

Redewendungen, die auf ein Ungleichgewicht des Halses hindeuten

Halsstarrig sein; der Bissen bleibt im Halse stecken; etwas nicht schlucken können; etwas schlucken müssen; das bricht das Genick; den Hals brechen; den Hals umdrehen; Hals- und Beinbruch; mir schlägt das Herz bis zum Hals; Nackenschläge; den Nacken frei halten; hartnäckig sein; an Tränen ersticken; den Hals hinhalten müssen; Schwanenhals; Stiernacken; kopfüber

Alarmzeichen, bei denen Sie fachkundigen Rat einholen sollten

- Schwindel, Übelkeit oder Erbrechen nach einem Autounfall oder Sturz
- Durch eine kleine Bewegung plötzlich ausgelöste, brennende Schmerzen im Arm oder im Hals, die nicht nachlassen
- Schmerzen im Handgelenk oder im Arm, verbunden mit Kraftlosigkeit dieser Gliedmaße
- Über lange Zeit steife und schmerzende Nackenmuskeln, die sich durch keine Maßnahme lockern lassen
- Ein zunehmend beengtes Gefühl im Hals beim Atmen oder Schlucken
- Kurzzeitiger Schwindel mit Sprachstörung, auch wenn er nur Bruchteile von Sekunden dauert

Thymusdrüse
und Mandeln

In der Thymusdrüse werden die wichtigsten Abwehrzellen ausgebildet. Positives Denken und Vertrauen fördern die Arbeit der Thymusdrüse.

Die spirituelle Bedeutung der Thymusdrüse und der Mandeln

Der lymphatische Abwehrring soll den Verdauungs- und den Atemtrakt vor Krankheitserregern schützen. Kriegerisch ausgedrückt sind die Mandeln die Verteidigung, die Thymusdrüse aber hat die Aufgabe, Angreifer gegen die Feinde auszubilden. Dabei werden die unreifen T-Lymphozyten in großen Zellen der Thymusrinde eingeschlossen und von allen Einflüssen abgeschirmt. In dieser »Einzelhaft« gehen die meisten Zellen zugrunde. Einige wenige aber lernen dort auf bisher noch unerklärliche Weise, körpereigenes von fremdem Eiweiß zu unterscheiden, was bedeutet, dass sie Viren und Bakterien erkennen, die den Menschen bedrohen. Die ausgebildeten T-Lymphozyten wandern in die anderen lymphatischen Organe des Körpers ein und vermehren sich dort. Diese mächtigen Helfer für die Gesundheit Ihres Körpers sprechen besonders gut auf Visualisierung und Meditation an.

Seelisch-geistige Hilfe für eine gesunde Thymusdrüse und gesunde Mandeln

Der Thymusdrüse droht kaum eine Gefahr von außen. »Thymos« bedeutet Stimmung. Spirituell gesehen ist es so, dass negatives Denken, Angst und Misstrauen die Funktion der Thymusdrüse zunehmend behindern. Negative Gefühle und Lebenseinstellungen sind der wahre Grund dafür, dass im fortgeschrittenen Lebensalter – also gerade dann, wenn es wirklich notwendig wäre – von der Thymusdrüse und ihrer lebenswichtigen Funktion nicht mehr viel übrigbleibt. Nun ist es gar nicht so einfach, sein eigenes Denken wirklich zu beurteilen. Aber spätestens dann, wenn Krankheiten sich häufen, ist dies als sicheres Anzeichen dafür zu werten, dass eine Umpolung der Lebenseinstellung notwendig wäre. Im Vorfeld weisen negative Stimmungen darauf hin: zunächst Wut und Ärger, dann Angst, Niedergeschlagenheit und Depression. Lassen Sie es nicht so weit kommen! Üben Sie sich beizeiten darin, Ihre eigene Stimmung und Lebenseinstellung zu lenken.

Übung zur Verbesserung der Stimmung

Nehmen Sie sich jeden Abend vor dem Einschlafen einige Minuten Zeit, den Tag zu überdenken. Bei dieser Übung geht es aber ausschließlich darum, sich an das zu erinnern, was schön, erfreulich und befriedigend war. Sie werden Tag für Tag mehr davon entdecken. Zum Beispiel ein Sonnenstrahl, der ins Zimmer fiel, ein nettes Lächeln der Kassiererin im Supermarkt, der freundliche Gruß des Kollegen oder der Kollegin ... Wenn Sie allabendlich auf diese Weise alle schönen Momente des Tages ins Gedächtnis rufen, werden Sie bald feststellen, dass Ihr Schlaf besser wird, und nach und nach dringt diese Einstellung, immer das Erfreuliche zu sehen und zu suchen, auch in Ihr Alltagsbewusstsein. Spätestens dann werden Sie sich auch über einen verbesserten Gesundheitszustand freuen können.

Körperliche Hilfe für eine gesunde Thymusdrüse und gesunde Mandeln

Da die lymphatischen Abwehrorgane die Aufgabe haben, eindringende Bakterien oder Viren abzufangen und das Abwehrsystem zu mobilisieren, wirken sie entsprechend bei Entzündungen und Infektionen. Dabei verhält es sich wie mit der roten Lampe im Auto, die aufleuchtet, wenn das Motoröl zur Neige geht. Die Lösung besteht nicht darin, die warnende Lampe herauszuschrauben, sondern das Öl nachzufüllen! Nicht die Operation, also gewissermaßen das Herausschrauben der Warnlampe, bringt Heilung, sondern Maßnahmen, welche das Immunsystem bei seiner Arbeit unterstützen.

Es ist einfacher als Sie glauben, die eigene Abwehrkraft zu stärken! Viel Wasser zu trinken, hilft dem Körper, mit einer Infektion besser fertig zu werden. Gehen Sie jeden Tag ins Freie, am besten in den Wald oder in einen großen Park. Bei kaltem oder nasskaltem Wetter schützt es, einen feinen, seidenen Schal um den Hals zu schlingen. Besonders Kinder profitieren von dieser einfachen Vorsichtsmaßnahme! Achten Sie darauf, dass die Füße warm sind! Sollten Sie oft unter kalten

Füßen leiden, helfen kalt-warme Wechselbäder, die Extremitäten besser zu durchbluten. Danach empfiehlt es sich, Socken aus reiner Schurwolle anzuziehen, um die Wärme zu halten.

Die Thymusdrüse lässt sich äußerlich durch leichtes Klopfen auf den oberen Teil des Brustbeins aktivieren. Dabei spüren Sie sofort einen Energieschub. Aber der wichtigste Faktor, um die Thymusdrüse bis ins hohe Alter aktiv zu erhalten, bleibt eine positive Gemütslage. Depressive Verstimmungen schwächen die Thymusdrüse und damit den wichtigsten »Helfer« des Abwehrsystems.

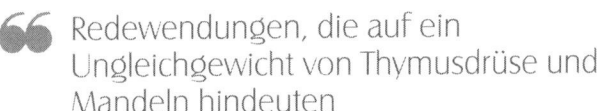

Redewendungen, die auf ein Ungleichgewicht von Thymusdrüse und Mandeln hindeuten

Mandeln: Ein Kloß im Hals; die Nase voll haben; etwas nicht schlucken können; einen dicken Hals haben; verschnupft sein

Thymus: Einen Stein auf der Brust liegen haben; eine düstere Stimmung; das Schlimmste erwarten

- Halsschmerzen mit Schluckbeschwerden und hohem Fieber
- Chronische Schluckbeschwerden
- Eine chronisch verstopfte Nase
- Infektanfälligkeit über mehrere Monate
- Tiefe Niedergeschlagenheit, verbunden mit Angst vor einer schweren Erkrankung

Kehlkopf

Im Kehlkopf entsteht die Schwingungsfrequenz der Stimme. Die Stimme offenbart den Seelenzustand des Sprechenden.

Die spirituelle Bedeutung des Kehlkopfes

Sprache ist eine menschliche Errungenschaft, kein anderes »Säugetier« ist zu sprechen in der Lage. Um Sprechen zu können, müssen alle Strukturen des Mundes zusammenwirken, also Lippen, Zunge, Rachen, Zähne und Gaumen, außerdem die Kieferknochen, die Nase und die Nebenhöhlen. Trotzdem wird besonders der Kehlkopf der Sprache zugeordnet, seine Bedeutung wird durch das Wort »Kopf« im Namen noch unterstrichen. Die menschliche Kommunikation läuft besonders intensiv über Wörter. Beim Zuhören schwingt unbewusst der eigene Kehlkopf mit, deshalb ist eine heisere Stimme auch für den Zuhörer unangenehm und führt oft dazu, dass sich auch die Zuhörer räuspern, obwohl sie es nicht brauchten. Piepsige, tonlose, schrille oder zittrige Stimmen offenbaren dem Hörenden, was in seinem sprechenden Gegenüber seelisch vorgeht, auch ohne dass viel darüber nachgedacht erden muss. Die Möglichkeit, Gefühle und Gedanken durch Worte auszudrücken und anderen mitzuteilen, hat das menschliche Zusammenleben, bis hin zu philosophischen und religiösen Höhenflügen, erst ermöglicht.

Seelisch-geistige Hilfe für den gesunden Kehlkopf

Seelische Anspannung, also »die Stimmung« des Menschen, wird sich immer auf die Tonlage auswirken. Deshalb klingt die Stimme nie gleich. Wenn sie bei sich aber über längere Zeit eine gleichbleibende Klangfarbe wahrnehmen oder von Freunden darauf angesprochen werden, lohnt es, sich seiner »festgefahrenen« Stimmung bewusst zu werden. Aus einer meditativen Andacht heraus gesungene Mantras sind ein gutes Mittel, die Stimmbänder in eine heilsame Schwingung zu versetzen.

Körperliche Hilfe für den gesunden Kehlkopf

Der Kehlkopf erfüllt zwei Funktionen: Lautbildung und Verschluss der Luftwege beim Essen. Nur der Säugling kann gleichzeitig schlucken und atmen. Eine Entzündung des Kehlkopfes entsteht meist als Folge einer Erkältungskrankheit. Das nicht zu überhörende Symptom ist Heiserkeit, die sich bis zur Stimmlosigkeit steigern kann. Während die durch einen Infekt bedingte Heiserkeit schon nach wenigen Tagen wieder abklingt, ist eine chronische Heiserkeit, die sich infolge übermäßiger Beanspruchung der Stimmbänder entwickelt, meist ernster zu nehmen.

Menschen, die im Beruf lange und viel sprechen müssen, hilft es, die Sprechtechnik durch Stimmbildung oder Sprachgestaltung zu trainieren. Auch Singen im Chor ist eine wunderbare Übung, um die Stimme zu befreien, wenn vorher Stimmübungen ausgeführt werden. Um die Stimmbänder feucht zu halten, ist Wassertrinken vorbeugend und bei schon bestehender Heiserkeit hilfreich. Heiserkeit kann schon allein durch Flüssigkeitsmangel entstehen! Bei besonders trockener Raumluft sind kleine Brunnen oder andere Luftbefeuchter hilfreich. Verspannte Halsmuskeln und verkürzte Brustmuskeln werden langfristig den Kehlkopf unter Spannung setzen und seine einwandfreie Funktion stören. Dafür sind Yogaübungen oder spezielle Gymnastikübungen, welche den vorderen Brustbereich dehnen und den Schultergürtel lockern, wertvoll.

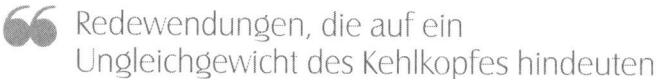

Redewendungen, die auf ein Ungleichgewicht des Kehlkopfes hindeuten

Ein Kloß im Hals; verstimmt sein; Stimmung; eingestimmt sein; da versagt die Stimme; sprachlos sein; da stimmt etwas nicht; der Knoten ist geplatzt

Alarmzeichen, bei denen Sie fachkundigen Rat einholen sollten

- Heiserkeit, die wochen- oder monatelang anhält
- Schmerzen beim Sprechen
- Plötzlicher Verlust der Stimme, auch wenn es sich dabei nur um Sekunden handelt

Schilddrüse und Nebenschilddrüsen

Das menschliche Lebensgefühl wird, wie von einem zentralen Motor, von der Schilddrüse und den Nebenschilddrüsen aus geregelt. Der wichtigste spirituelle Schritt zur Gesunderhaltung dieser Hormondrüsen ist es, sich seiner Lebensziele und Wünsche bewusst zu werden und diese zu verwirklichen.

Seelisch-geistige Hilfe für die gesunde Schilddrüse und gesunde Nebenschilddrüsen

Ohne das lichtabsorbierende Jod kann die Schilddrüse nicht arbeiten. Es ist, als würde das Licht über diesen Vorgang im menschlichen Körper gebunden, und wirklich wird der Mensch durch die Tätigkeit der Schilddrüse erst geistig hell.

Die Hormone der Schilddrüse steigern die Gehirnleistung. Gedankentätigkeit ist die Grundlage für die Freiheit des Menschen. Neben der Denkfähigkeit regelt die Schilddrüse auch die Energie, mit der wir unseren Körper bewegen, und damit entsteht die Möglichkeit für Handlungsfreiheit auf der Erde. Noch geheimnisvoller ist die Wirkung der Hormone aus den winzigen Nebenschilddrüsen, welche den Kalziumspiegel regeln. Die Gesundheit der Knochen wird von den Nebenschilddrüsen entscheidend beeinflusst, und diese bedienen sich dabei der Wirkung von Licht und Schwerkraft. Über den Kalziumspiegel im Blut steuern die Nebenschilddrüsen auch die geregelte Arbeit der Nerven, wodurch die aufgenommenen Eindrücke verarbeitet werden.

Es sind schwerwiegende seelische Probleme, welche diese äußerst vitalen Drüsen krank machen. Ein Mensch, der sich nie erlaubt, wirklich so zu leben, wie er will, wird seine Schilddrüse schädigen. Opfert er sich dabei in unermüdlicher Tätigkeit für andere auf, wird der Schaden mehr die Tendenz einer Überfunktion annehmen, ist er insgesamt eher untätig und wie gelähmt, dann schlägt er die Richtung zur Unterfunktion ein.

Das zentrale Thema bei Erkrankungen dieser steuernden Organe ist die fehlende Bereitschaft, sich selbst zu verwirklichen, gleich ob durch Bewegung des Körpers, durch geistige und verstandesmäßige Beweglichkeit oder durch die spirituelle Entwicklung. Wird eine dieser Entwicklungsmöglichkeiten nicht genutzt oder gar abgelehnt, dann stellen sich, je nach Ausgangslage, Unter- oder Überfunktionen oder gar die Selbstzerstörung der Schilddrüse über eine Autoimmunerkrankung ein. Sowie sich also eine Störung dieser Art bemerkbar macht, ist es dringend an der Zeit, die eigene Lebensführung, Zielsetzung, und Zielverwirklichung scharf unter die Lupe zu nehmen. Denn im Lauf des Lebens ändern sich Zielsetzungen, und das Problem mag einfach darin liegen, dass der Alltag den neu gefundenen Prioritäten nicht angepasst wird. Das kann die berufliche Laufbahn betreffen, die nicht mehr zur Entwicklung passt, oder eine Beziehung, die sogar die Entfaltung behindert. Was auch immer: Nur Klarheit und dann ein entscheidender Richtungswechsel werden die Gesundheit der lebenswichtigen kleinen Hormondrüsen im Hals wiederherstellen.

Körperliche Hilfe für die gesunde Schilddrüse und gesunde Nebenschilddrüsen

Am Ende der letzten Eiszeit wurde durch schmelzende Gletscher das Jod aus dem Boden gewaschen, sodass an vielen Stellen der Erde Jodmangel herrscht. Jod befindet sich also nur in minimalen Mengen im Erdboden, und so gibt es nur wenige Nahrungsmittel, in denen Jod in ausreichender Menge enthalten ist, Seefisch und Algen sind die besten. Deshalb leiden viele Menschen unter Jodmangel, wodurch der Schilddrüse der wichtigste Baustein für ihre Arbeit fehlt. Um fehlendes Jod einzunehmen, eignen sich Schüßlersalze oder homöopathische Medikamente gut.

Vitamin D entsteht unter UV-Licht, also Sonnenlicht, in der Haut und wird dann vom Körper weitergeleitet. Um die Bildung von Vitamin D und damit den Kalziumhaushalt des Blutes und die Arbeit der kleinen Nebenschilddrüsen zu unterstützen, ist es hilfreich, sich täglich bei Tageslicht im Freien zu bewegen und sich maßvoll dem Sonnenlicht auszusetzen.

66 Redewendungen, die auf ein Ungleichgewicht der Schilddrüse und der Nebenschilddrüsen hindeuten

Zittern wie Espenlaub; ein Kloß im Hals; da schwillt der Hals; das schnürt den Hals zu; die guten ins Töpfchen, die schlechten ins Kröpfchen; das geht an die Knochen; gläserne Knochen; verkalken

❗ Alarmzeichen, bei denen Sie fachkundigen Rat einholen sollten

- Herzrasen und Unruhe über einen längeren Zeitraum, die durch äußere Umstände nicht erklärbar sind
- Übermäßiges Schwitzen
- Gewichtsabnahme trotz Heißhunger und reichlichem Essen
- Schlaflosigkeit, zittrige Unruhe
- Schluckbeschwerden, Kloßgefühl im Hals
- Deutlich sichtbarer Kropf mit Schluckbeschwerden und Engegefühl im Hals
- Antriebslosigkeit, Müdigkeit, Lustlosigkeit über einen längeren Zeitraum
- Unerklärliche Gewichtszunahme

Brust

Alle Gefühle beeinflussen Herzschlag und Atemrhythmus. Eine positive Einstellung zum Leben kräftigt Lungen und Bronchien. Liebe zum Leben und zu den Menschen hält das Herz gesund.

Die spirituelle Bedeutung der Brust

Der Brustraum schafft die Verbindung der Innen- mit der Außenwelt. Ohne Luft kann der Mensch nur wenige Minuten überleben. Ununterbrochen hebt und senkt sich der Brustkorb, atmen die Lungen, schlägt das Herz und pulsieren die großen Gefäße, ein Leben lang, Tag und Nacht. Jede kleine Störung dieser Bewegung weckt Angst. Alle Gefühle wirken sich auf den Herzschlag und den Atemrhythmus aus. Deshalb gilt die Brust als Sitz der Seele. Und tatsächlich äußern sich Gefühle hier besonders schnell und besonders deutlich. Atemnot bei Angst, Herzschmerzen bei Kummer, das befreite Aufatmen der Erleichterung oder die wunderbare Weite, die sich bei überströmender Liebe und Freude einstellt, sind allesamt deutlich wahrnehmbare Reaktionen auf Gefühle. Stolz und Härte zeigen sich ebenfalls im Brustraum, worauf Ausdrücke wie »zur Brust nehmen« und »in die Brust werfen« hindeuten. Auch Orden werden an die Brust geheftet. Ist der Brustraum nicht beweglich, schränkt dies die Atembewegung ein, was zu einem Leistungsabfall führt. Jede kleine Unregelmäßigkeit des Herzschlags hat ebenfalls Auswirkungen auf den gesamten Körper. Die Gesundheit des Brustraums ist also eine wichtige Voraussetzung für das Wohlgefühl und die Leistungskraft des Menschen.

Die weiblichen Brüste sind für den Säugling nicht nur die lebenswichtige Nahrungsquelle, sondern auch ein Ort der Geborgenheit, der Urvertrauen vermittelt und damit die Basis für ein seelisch gesundes Dasein.

Eine Grundstimmung der Liebe zum Leben und zu den Menschen ist das Gefühl, welches dem Herzen die Gesundheit erhält. So folgen auf eine Zeit der seelischen Verhärtung, einer lieblosen Beziehung, fast unweigerlich die gefürchteten Herzprobleme. Das Abbild der seelischen Härte, die Verhärtung und Verkalkung der Gefäßwände, verursacht unbehandelt den Herzinfarkt. Die großen Blutgefäße – aber auch alle anderen Gefäße – im Körper sprechen gut auf Beweglichkeit im Denken an. Es erfordert zwar keinen großen Kraftaufwand, sich diese Flexibilität zu erhalten, wohl aber eine beträchtliche seelische Bereitschaft. Wem es gelingt, sich immer wieder mit einer ihm fremden Auffassung zu beschäftigen, diese so offen und vorurteilsfrei wie nur möglich zu betrachten, der wird eine Beweglichkeit auch der kleinsten Blutgefäße erzeugen.

Lebenskrisen und lang anhaltender Kummer belasten Herz und Lungen ganz besonders, ebenso negatives Denken, weil es bedrückende Gefühle auslöst. Da ist natürlich keine schnelle Lösung möglich. Trennungsschmerz und Trauer erfordern Zeit. Sie sind aber Prozesse, die zum Leben gehören wie Freude und Glück. Nicht das Leid schadet den Organen der Brust, sondern das Verharren im Zustand des Verlustes, die Unfähigkeit, Freude und Glück zu erleben. Wer die Augen wieder für die kleinen Freuden des Alltags öffnet, dem gelingt es leichter, Verluste zu verarbeiten. Wenn Kummer oder Verlustgefühle aber über Jahre nicht weichen und Verbitterung die Seele vergiftet, dann ist es ratsam, Hilfe zu suchen, bevor dieser Zustand sich als gefährliche Krankheit im Brustraum festgesetzt hat. Normalerweise heilt die Zeit alle Wunden, was bedeutet, dass wir lernen, innerlich wieder ganz zu werden, auch wenn der Abschied von einem Menschen eine Wunde in die Seele gerissen hatte. Eine verarbeitete Trauerzeit lässt den Menschen reifen und stark werden. Das zeigt sich in einem kraftvollen Herzen und tiefer Atmung.

Eine positive Einstellung zur Mütterlichkeit ist die beste Seelenhaltung, um die weibliche Brust zu schützen. Dass gerade dies in der Gegenwart nicht leichtfällt, zeigt sich in einer Zunahme der Erkrankungen der weiblichen Brust. Mutter zu sein, wird schnell als Überforderung erlebt. Perfekt im Beruf, im Haushalt, in der Partnerschaft und als Mutter zu sein, ist ein unerfüllbarer Anspruch. Also wird das unselbstständige und abhängige Kind rasch zur größten Last. Soweit darf es nicht kommen! Hier ist Entrümpeln des Lebens angesagt, sich beschränken auf die wesentlichen Werte und die wichtigen Tätigkeiten. Ein altes Sprichwort besagt, dass für die Erziehung eines Kindes ein ganzes Dorf nötig sei. Eine Mutter allein muss von daher überfordert sein. Sich um Kinder zu kümmern, stärkt bei jedem Menschen Herz und Kreislauf und es entlastet die Mütter.

Damit der Brustkorb sich beim Ein- und Ausatmen angemessen weiten kann, muss die Position der Schultern stimmen. Körperübungen wie Yoga, Qui Gong oder auch Gymnastik können, regelmäßig angewendet, einen Ausgleich zu der oft einseitigen Arbeitshaltung der Schultern und Arme bieten. Allerdings ist ein stabiler, elastischer, trainierter Beckenboden die wichtigste Voraussetzung für eine entspannte Haltung des Schultergürtels. Das mag überraschend erscheinen, erklärt sich aber daraus, dass die außerordentlich kräftigen Gesäß- und Oberschenkelmuskeln dafür gemacht sind, die Hauptlast des Körpers zu tragen. In den meisten Fällen ist diese gesunde Körperhaltung aber verloren gegangen. Ist dann auch noch die Beckenbodenmuskulatur schwach, verlagert sich der Stützpunkt des Körpers auf eine Weise, der Nacken und Schultermuskulatur über Gebühr belastet.

Wenn die strukturelle Vorarbeit für die richtige Körperhaltung geleistet worden ist, dann werden sich Atemübungen sehr positiv auf die Energie und Leistungsfähigkeit auswirken. Es genügt schon, bei geöffnetem Fenster so tief wie möglich einzuatmen und dann, ebenfalls bis es nicht weitergeht, auszuatmen. Nach fünf Wiederholungen stellt sich ein Empfinden körperlicher und geistiger Erfrischung ein. Der Effekt der vertieften Atmung lässt sich erheblich steigern, wenn diese in der freien Natur ausgeführt wird: im Wald oder im Park, am Meer oder im Gebirge.

Atemübung

In sauberer und frischer Luft eignet sich folgende Übung: Atmen sie zunächst lange aus und am Ende noch einmal forciert, bis wirklich der letzte Rest Luft aus der Lunge hinaus ist. Dann atmen Sie sehr tief ein und regelmäßig und ruhig weiter.

Die weiblichen Brüste bleiben gesund, wenn sie wenigstens einmal im Leben die Aufgabe erfüllen, für die sie geschaffen sind: ein Kind über mehrere Monate zu stillen. Dabei ist die gesundheitsfördernde Wirkung umso größer, je jünger die Frau ist, wenn sie Mutter wird.

Bewegungsübung für die Brüste

Für diese Übung müssen Sie sich aufrecht hinstellen, die Füße hüftbreit voneinander entfernt, den Beckenboden angespannt. Lassen Sie die Schultern locker nach hinten, unten, außen fallen. Nun immer abwechselnd erst mit dem einen Arm einen von vorne nach hinten kreisenden Bogen beschreiben lassen, dann mit dem anderen Arm. Es ist normal, dass der Bewegungsradius nach hinten kleiner ausfällt. Ist ein Arm weniger beweglich, beginnen Sie mit dem anderen, dem das Kreisen leichter fällt. Nichts erzwingen, sondern schwingen lassen! Mit ein wenig Musik gelingt das noch besser und macht mehr Spaß. Kreisende Armbewegungen regen den Lymphfluss an und erleichtern den Abtransport von Schlackenstoffen, die sich sonst im Brustgewebe ablagern würden. Deshalb ist diese Bewegungsübung ebenso einfach und angenehm wie wirkungsvoll!

66 Redewendungen, die auf ein
Ungleichgewicht der Brust hindeuten

Schwach auf der Brust sein; sich in die Brust werfen; Brustton der Überzeugung; sich etwas zur Brust nehmen; stolzgeschwellte Brust; den Brustpanzer anlegen

! Alarmzeichen, bei denen Sie
fachkundigen Rat einholen sollten

- Atemnot, die sich bei körperlicher Belastung steigert
- Plötzlich einsetzende Atemnot, auch wenn sie wieder abklingt
- Linksseitige Schmerzen, die in den linken Arm ausstrahlen
- Dauerhusten
- Dauerhusten mit bräunlichem Auswurf
- Unerklärliche Schwäche und Leistungsabfall über längere Zeit
- Stechender Schmerz beim Einatmen
- Tastbare Knoten in der äußeren Brust

Lunge

Durch die Atemwege steht der Mensch ununterbrochenen im Austausch mit der Umwelt. Atmen geschieht unwillkürlich, wird aber von Stimmungen beeinflusst. Mit der richtigen Atemtechnik lässt sich die Lebenskraft steigern.

Die Atemwege bewirken einen ununterbrochenen Austausch mit der Umwelt des Menschen. Obwohl sich der Atemrhythmus bis zu einem gewissen Grad willentlich beeinflussen lässt, ist es unmöglich, ohne Atmung weiterzuleben. Allerdings gibt es spezielle Yogatechniken, die nicht nur regulierend auf die Atemtiefe und die Atemfrequenz einwirken, sondern auch einige Yogis befähigt haben, eine gewisse Zeit ohne messbare Atmung weiterzuleben, was nur möglich ist, wenn die Tätigkeit des Hirnstamms ebenfalls willentlich gesteuert wird.

In der traditionellen chinesischen Medizin (TCM) wird die Lunge, zusammen mit dem Dickdarm, dem Metallelement zugeordnet. Mit Metall sind dabei vor allem die mineralischen Bestandteile der Luft gemeint, die sich allerdings zur festen Metallstruktur verdichten können. Die Lunge regelt einen ununterbrochenen Austausch mit der Umwelt. Das Gefühl, das der Lunge zugeordnet wird, ist Kummer. Viele Redewendungen und Sprichwörter weisen darauf hin, dass schockartige oder bedrückende Emotionen den Atemrhythmus negativ beeinflussen. Wenn jemand um drei Uhr morgens plötzlich erwacht oder erst um diese Uhrzeit einschlafen kann, weist das auf ein Ungleichgewicht der Lungenenergie hin. Die Lungenenergie ist zwischen drei und fünf Uhr morgens am intensivsten, deshalb steigert sich im Krankheitsfall um diese Uhrzeit auch Atemnot oder Husten. Kummer und Trauer nach Verlusten sind normale Lebensprozesse, die sich in einem leichten und vorübergehenden körperlichen Ungleichgewicht zeigen. Langanhaltender, lähmender Kummer dagegen, der nicht verarbeitet werden kann, schwächt die Lungenenergie.

Seelisch-geistige Hilfe für die gesunde Lunge

Die Lunge ist wichtig für das gesamte Wohlbefinden, die Energie und die Gesundheit. Einatmen und Ausatmen befinden sich in unablässiger Wechselbewegung. Körperlich ist also die Lungenenergie in der richtigen Ordnung, wenn das Aufnehmen und das Abgeben der Luft in einem gesunden, der Tätigkeit angepassten Rhythmus aufeinanderfolgen. Auch seelisch ist das Spiel zwischen der Verschmelzung mit anderen Menschen und ihren Gefühlen und Interessen und dem Rückzug, dem Zu-sich-selbst-Finden, um sich wieder zu zentrieren und zu besinnen, ein lebenswichtiger Vorgang. So gibt es auch im seelischen Erleben Zeiten der Fülle und Zeiten des Verlustes, und auch das sind zunächst normale Lebensprozesse. Schwierig wird es, wenn Menschen die Verarbeitung eines Verlusts nicht gelingt. Bewusst zu trauern und dann den Schmerz loszulassen, ist eine wichtige seelische Arbeit, um die Gesundheit der Atmungsorgane zu erhalten. Nimmt die Nähe zu anderen Menschen überhand und lässt keinen Raum mehr für die Rückbesinnung auf sich selbst, wird auch die Lungenenergie blockiert, was sich langfristig in Asthma äußern kann. Der Atem kann zwar willentlich ein wenig gesteuert, aber nicht länger unterbrochen werden. Genauso unmöglich ist es, die Gezeiten von Nähe und Einsamkeit grundlegend zu beeinflussen. Es geht also einfach darum, beide Zustände als wichtig zu würdigen und zu erleben, genauso wie Tag und Nacht.

Körperliche Hilfe für die gesunde Lunge

Sauerstoff gilt als unser »Grundnahrungsmittel«. Flache Atmung verringert die Kraft, tiefe und bewusste Atmung steigert die Energie. Auf der materiellen Ebene ist die Lunge umso gesünder, je sauberer die Luft ist, die wir einatmen, und umso besser ist der gesamte Körper mit Sauerstoff versorgt. Es ist also gut, wenigstens am Wochenende fern von Auto- oder Industrieabgasen einmal tief durchzuatmen. Auch die Atemtechnik selbst kann viel dazu beitragen, dass sich die Lebenskraft insgesamt steigert. Eine tiefe Bauchatmung anstelle der flachen Brustatmung wird größere Kräfte freisetzen. Es lohnt wirklich, sich darin zu üben. Vor allem Menschen, die schon eine Schwäche der Lungenenergie spüren, werden von einer vertieften Atmung profitieren.

Nikotin ist ein rasch wirkendes Nervengift. Es löst im Gehirn schnell die Ausschüttung sogenannter »Glücksstoffe« aus. Die Stimmung des Rauchers verbessert sich so innerhalb von Sekunden, der Blutdruck steigt, der Herzschlag beschleunigt sich, Aufmerksamkeit und Gedächtnisleistung werden kurzzeitig verbessert, die Verdauung wird angeregt, trotzdem verringert sich der Appetit. Es verwundert also nicht, dass – trotz des gesundheitlichen Risikos – Raucher nicht mehr von der Zigarette lassen wollen. Zudem wird die Zigarette in den Mund gesteckt, was schon ohne Rauchen ein angenehmes Gefühl erweckt, da sich an Lippen und Zunge viele Empfindungsnerven befinden.

Nikotin ist auch ein schnell süchtig machendes Gift. Schon bald muss man den Zigarettenkonsum steigern, um das Wohlgefühl des Körpers beim Rauchen weiterhin zu erleben.

Durch die fortwährende Reizung des Nervensystems verengen sich die Adern, was die Versorgung mit Sauerstoff und Nährstoffen im ganzen Körper vermindert und sich in der Endphase zum Beispiel als Raucherbein äußert. Die Ablagerungen an den Gefäßwänden nehmen zu, was langfristig zur Thrombose oder zu Infarkten führen kann. Die Gefahr der Thrombose gilt verstärkt für rauchende Frauen, die mit der »Pille« verhüten. Kohlenmonoxid, ein geruchloses, sehr giftiges Gas, passiert ungehindert den Zigarettenfilter und verhindert den Transport des Sauerstoffs zu den Organen. Es kommt zur Leistungsminderung, der Raucher verliert an Lebenskraft. Auch Teer gelangt in die Luftwege und verklebt die Bronchien, was eine dauerhafte Entzündung auslösen kann.

Nikotin verändert auch den Zellstoffwechsel. Entartete oder entzündete Zellen werden nicht mehr rechtzeitig abgebaut. Gibt es bereits eine Krebsgeschwulst im Körper, kann durch Nikotin die Aktivität dieser entarteten Zellverbände gesteigert werden.

Nikotinsucht

Manche Menschen rauchen nur, weil es in ihrer Umgebung schon immer wie selbstverständlich dazugehörte, und nicht aus eigenem Bedürfnis. Das sind dann auch diejenigen, die das Rauchen wie eine schlechte Gewohnheit ablegen können und lediglich den körperlichen Entzug durchstehen müssen. Trotzdem werden Personen, die zur Zigarette greifen, eine Störung des Metallelements im Sinne der TCM haben oder sie dann als Folge des Rauchens entwickeln. Störung des Metallelements bedeutet, dass die Lungenenergie, vermutlich durch seelischen Mangel, geschwächt ist und nach Ausgleich verlangt. Rauchen scheint im persönlichen Erleben durch die zu Beginn auftretenden angenehmen Zustände zunächst diesen Ausgleich zu schaffen. Leider verstärkt sich dann durch das Rauchen in einer sich rasch steigernden Spirale die energetische Schwäche der Lunge.

Es ist entscheidend für die weitere Entwicklung zur Sucht, dass dieses seelische Wohlbehagen und die

Minderung körperlicher Bedürfnisse jederzeit ausgelöst werden können, auch wenn der Raucher allein ist oder sich einsam fühlt. Störungen der Lungenenergie bringen ein Pendeln zwischen dem extremen Bedürfnis nach Nähe und dem ebenso großen Bedürfnis nach Distanz, was sich auf Beziehungen persönlicher Art negativ auswirkt. Die Zigarette löst diese Spannung immer wieder auf, allerdings im Raucher allein, sodass sich nach und nach eine zunehmende Kälte in seiner persönlichen Umgebung ausbreitet, da die anderen sich aufgrund der ständigen Stimmungsschwankungen der rauchenden Person zurückziehen. Rauchen alle beteiligten Personen, wird eine intensive Beziehung erschwert bis unmöglich, was aber lange Zeit nicht offenbar wird – im Problemfall sorgt die Zigarette ja für Trost und Ausgleich, auch wenn die emotionalen Bedürfnisse nicht mehr erfüllt werden. Der gesamte Komplex deutet, wie jede Suchterkrankung, auf Entbehrungen in der frühen Kindheit hin, ein Problem, das auch auf seelischer und spiritueller Ebene gelöst werden muss, wenn die Raucherentwöhnung gelingen soll. Bedenkt man den seelischen Mangel der zur Zigarette greifenden Person, erklärt es sich, warum so wenigen Rauchern auf Dauer der Entzug gelingt, selbst wenn der aufrichtige Wille dazu da ist.

Aus ganzheitlich-spiritueller Sicht lässt sich der Zustand des – suchtkranken – Rauchers damit beschreiben, dass ihm seine Verkörperung seelisch-geistiges, vielleicht sogar körperliches Unbehagen verursacht, es ihm deshalb schwerfällt, ein positives Gefühl zu seinem Körper zu entwickeln. Deshalb sucht er gern abstrakte

Gedankentätigkeit oder beschäftigt sich vorzugsweise mit Technik und Maschinen, meist ohne die Bedürfnisse seines Körpers dabei zu berücksichtigen. Nikotin hilft ihm, Aufmerksamkeit und Gedankentätigkeit aufrechtzuerhalten, auch wenn zu wenig gegessen und getrunken wurde oder es an Schlaf fehlt. Zunächst erscheinen Raucher also besonders leistungsfähig, so lange, bis das ins Gehirn eindringende Nervengift Nikotin die Gedankentätigkeit und Konzentration vermindert. Seelisch leidet ein Raucher dann unter depressiven Verstimmungen. Das Wechselspiel von Sehnsucht nach Nähe zu anderen Menschen, unterbrochen von einem immer wieder übermächtigen Bedürfnis nach Rückzug, erschwert das Aufrechterhalten dauerhafter, persönlicher Beziehungen.

Körperlich ist der Nikotinentzug nicht sehr langwierig: Er dauert etwa 72 Stunden. Die seelische Entwöhnung kann Jahre dauern oder gelingt gar nicht.

 Tipps für werdende Nichtraucher –
die seelisch-geistige Ursache bearbeiten

- Überdenken Sie die Schilderungen des vorherigen Absatzes.
- Überlegen Sie, wie viel Sie davon bei sich und in sich wiederfinden.
- Akzeptieren Sie, dass Sie hier auf der Erde verkörpert sind. Für den unendlichen Geist Ihrer ewigen Persönlichkeit ist das eine Beschränkung, die durchaus als Schmerz beschrieben werden könnte.

- Akzeptieren Sie es dennoch: Nur hier auf der Erde und in der Verkörperung sind gewisse Erfahrungen möglich.
- Öffnen Sie die Augen für die Schönheit der Erde, gehen Sie möglichst oft in die Natur. Suchen Sie schöne Landschaften gezielt auf, betrachten Sie einen sternklaren Himmel, den Sonnenunter- oder -aufgang und den Mond am Horizont. Versenken Sie sich in den Anblick und erleben Sie so intensiv wie möglich die unvergleichliche Schönheit unseres Planeten.
- Entwickeln Sie Dankbarkeit für Ihren Körper, sehen Sie ihn wie einen guten, immer loyalen Partner, der zu Ihnen steht, gleich, was Sie tun – denn das ist er wirklich! Bis zuletzt wird Ihr Körper alles tun, um gesund zu bleiben, und Ihnen als Person damit die Grundlage für auf der Erde wichtige Erfahrungen und Erlebnisse zu geben.
- Wenn Sie ein deutliches Gefühl des Friedens und der Dankbarkeit für Ihr Dasein auf der Erde entwickelt haben, dann wäre es an der Zeit, sich einige Gedanken über das Rauchen zu machen.

 Tipps für werdende Nichtraucher –
die Situation betrachten

- Beobachten Sie, wann Sie zur Zigarette greifen und in welchem Zustand Sie sich dann befinden. Wie verändert sich Ihr Zustand, wenn Sie rauchen?
- Wie viele Zigaretten brauchen Sie pro Tag, um sich gleichbleibend wohlzufühlen?
- Steigt die Menge der benötigten Zigaretten noch?
- Wann rauchen Sie die erste Zigarette des Tages: morgens im Bett, vor dem Frühstück, danach oder noch später?
- Was geschieht mit Ihnen, wenn Sie feststellen, dass Sie keine Zigaretten mehr im Haus haben und es ziemlich mühsam wäre, sich noch welche zu besorgen?
- Kommt so etwas überhaupt vor, oder sorgen Sie immer dafür, dass ein reichlicher Zigarettenvorrat da ist?
- Fühlen Sie sich noch wohl beim Rauchen?
- Leiden Sie unter Magenschmerzen, nächtlichem Husten oder Dauerhusten, Atemnot beim Treppensteigen oder beim raschen Laufen?
- Hilft Ihnen die Zigarette, Mahlzeiten zu überspringen, länger zu arbeiten oder nachts wach zu bleiben?

Auswertung:

Überprüfen Sie anhand Ihrer Antworten, wie viele körperliche Symptome das Rauchen in Ihnen auslöst. Fühlen Sie sich noch wohl durch das Rauchen, oder häufen sich schon Stunden, wo Sie zwar das Bedürfnis haben, zu rauchen, es Ihnen danach aber nicht mehr besser geht? Haben Sie schon körperliche Symptome vom Rauchen, auch wenn diese Sie nicht stören?

Lassen Sie die beantworteten Fragen einige Tage liegen. Lesen Sie dann noch einmal den Absatz über das Rauchen. Bestimmen Sie nun, welche Wirkung das Nikotin auf Ihr Leben und in Ihrem Körper hat.

Tipps für werdende Nichtraucher –
sich entscheiden

- Vergegenwärtigen Sie sich ganz genau, warum Sie das Rauchen aufgeben wollen.
- Überprüfen Sie, ob Ihre Beweggründe wirklich ausreichen. Sie müssen tief davon überzeugt sein, dass es gut für Sie ist, wenn Sie mit dem Rauchen aufhören!
- Wenn Sie feststellen, dass Sie nicht wirklich davon überzeugt sind, lassen Sie die Angelegenheit einige Wochen ruhen. Beschäftigen Sie sich dann noch einmal mit den Ursachen und mit der Selbstbeobachtung, wie vorher beschrieben. Vermutlich wird Ihre Motivation, das Rauchen aufzugeben, deutlich gestiegen sein.

- Wenn Sie sich völlig sicher sind, dann fassen Sie den Entschluss, mit dem Rauchen aufzuhören.
- Bestimmen Sie, an welchem Tag Sie die letzte Zigarette rauchen werden.
- Machen Sie sich Gedanken über andere Belohnungen für sich selbst, die das Ritual des Rauchens ersetzen werden: zum Beispiel Pausen einlegen, in denen Sie Musik hören oder einen kurzen Spaziergang machen. Diese Vorarbeit muss Ihnen und Ihrem Tagesablauf genau entsprechen, sonst droht der Versuch, das Rauchen aufzugeben, zu scheitern. Also ist auch an diesem Punkt gründliche Vorbereitung wichtig. Lassen Sie sich Zeit dafür!
- Akzeptieren Sie, dass es Ihnen vorübergehend schlechter gehen kann und dass Sie für eine Weile ein wenig Gewicht zulegen könnten.
- Suchen Sie sich Unterstützung! Dafür einige Beispiele: Hilfreich kann eine homöopathische Behandlung oder Akupunktur sein. Manchen helfen therapeutische Gespräche oder eine Gruppe von Gleichgesinnten, die mit ihnen gemeinsam das Rauchen aufgeben wollen.
- Unterstützen Sie die Entgiftung Ihres Körpers, zum Beispiel durch Sauna, Sport und möglichst viel Bewegung im Freien. Letzteres stärkt die Lungenenergie, sodass der Entzug erträglicher wird.
- Planen Sie etwas besonders Schönes für sich, erfüllen Sie sich einen Herzenswunsch, wenn Sie sich das Rauchen abgewöhnt haben – Sie haben es wahrhaftig verdient!

Da stockt einem der Atem; das schnürt einem die Luft ab; atemlos sein; atemberaubend; da geht einem die Luft aus; kurzatmig sein, langatmig sein; einen langen Atem haben; da muss man erst einmal tief Luft holen; da bleibt einem die Luft weg; jemandem etwas husten

! Alarmzeichen, bei denen Sie
fachkundigen Rat einholen sollten

- Fieber und Schmerzen beim Einatmen, nach einer Bronchitis
- Mehrmals im Jahr eine Bronchitis
- Morgendlicher Husten mit Auswurf
- Husten mit bräunlichem Auswurf ohne Erkältung oder Bronchitis
- Dauerhusten, tagsüber oder nachts, auch wenn er nur anfallsweise kommt
- Schwäche und Atemnot über längere Zeit bzw. zunehmend

Herz

Das Herz ist die Basis für Gefühle wie Liebe, Mut und Tapferkeit. Die Kraft der Herzenergie äußert sich in einem gesunden, herzlichen Lebensgefühl.

Die spirituelle Bedeutung des Herzens

Die Arbeit des Herzens regelt den Blutkreislauf, ein System, das innerhalb des Körpers geschlossen bleibt. Das sauerstoffreiche Blut wird bis in die entfernteste Zelle getrieben und wieder zurückgepumpt, sodass die Ernährung und Entsorgung des Zellstoffwechsels ununterbrochen gewährleistet wird. Durch diesen innerkörperlichen Kreislauf wird der Mensch erst fähig, sich nach außen zu wenden. Die Zuwendung, die von innen nach außen gebracht werden will, ist immer die Liebe: zum Leben, zu anderen Menschen und zur Schöpfung.

Das Herz wird auch die Mitte des Menschen genannt und wurde schon immer mit Gefühlen in Verbindung gebracht, mit Liebe insbesondere, aber auch mit Mut und Tapferkeit, also Tugenden, für die man »beherzt« sein muss. Das volkstümliche Wissen über das Herz als Sitz der Gefühle hat sich auch nie von der jüngeren wissenschaftlichen Theorie, es handele sich nur um eine Pumpe, beirren lassen. Unzählige Redewendungen im alltäglichen Sprachgebrauch zeugen davon. In der chinesischen Medizin wird das Herz als der »Minister des Herrschers« bezeichnet, ein Minister, der sich durch Einblick und Verständnis auszeichnet. Unter »Herrscher« ist das Ich oder der Wesenskern des Menschen zu verstehen.

Herz und Liebe sind im Sprachgebrauch fast gleichbedeutend, was die spirituelle Bedeutung des Herzens verdeutlicht. Durch Liebe verbinden wir uns positiv mit der Erde und mit den Menschen, die uns umgeben. Liebe löst alle zwischenmenschlichen Schwierigkeiten, ist aber nicht gerade einfach zu realisieren. So kann zwar das Herz vor Freude im Leib hüpfen, aber auch Herzeleid zu Herzbeschwerden führen.

»Mit dem Herzen sehen« bleibt die Sichtweise, die in das menschliche Dasein die größte Wärme bringt. Die meisten spirituellen Richtungen wissen um die geistige Macht des Herzens und vermitteln Übungen, um eine geistige Verbindung zwischen Kopf und Herz oder, anders ausgedrückt, zwischen Gedanken und Gefühlen herzustellen – was dann zur vollständigen Erfahrung des menschlichen Daseins führt.

Seelisch-geistige Hilfe für das gesunde Herz

Seelische Verluste, meist Liebeskummer um eine scheiternde Beziehung, »brechen das Herz«. Die Symptome mögen dann zwar dem Herzinfarkt ähnlin, sind aber glücklicherweise vorübergehend. Einsamkeit dagegen begünstigt langfristig tatsächlich die Entstehung eines Herzinfarkts, weil Einsamkeit der größte »Stress« für den Menschen ist.

Nicht nur diese Herzenskälte, sondern auch eine Lebensführung, welche die eigenen Bedürfnisse nicht ausreichend berücksichtigt, sondern stets anderen Interessen den Vorrang einräumt, belasten die Herzenergie.

Um die Herzenergie gesund zu erhalten, sind liebevolle Hinwendung und Öffnung zu anderen Menschen die wichtigsten Grundhaltungen. Das setzt voraus, auch die eigene Lebensführung so zu gestalten, dass Liebe und Fürsorge für sich selbst gelebt werden. Jede Überlastung, Aufopferung, erzwungene Hingabe oder ungeliebte Arbeit schadet der Herzenergie. Da solche Verhaltensweisen bestimmt nicht einer gesunden Selbstliebe entsprechen, ist es sinnvoll, ungeliebte Lebensformen Schritt für Schritt abzubauen. Je mehr Sie sich von freudigen Empfindungen leiten lassen, umso gesünder wird das »herzliche« Lebensgefühl.

Übung: Mit der Herzenergie entscheiden

Fragen Sie sich bei einer anstehenden Entscheidung, welches Gefühl eine Sache in Ihnen hervorruft. Lassen Sie für diese Übung die Gedankentätigkeit außer Acht. Logisch über das Problem nachdenken können Sie zu einem späteren Zeitpunkt. Wenn Sie aber eine Angelegenheit schon gründlich durchdacht haben und sich dennoch unsicher sind, dann ist es der richtige Moment, die Sache einmal mit der Herzenergie zu betrachten.

Stellen Sie sich ganz genau vor, wie das Leben sein würde, wenn Sie den gefassten Beschluss ausführten. Also malen Sie sich im Geist Ihr Dasein aus, nachdem Sie zum Beispiel die in Frage kommende Wohnung bezogen oder die neue Arbeitsstelle angetreten haben. Geht es um die Beziehung zu einem Menschen, dann stellen Sie sich das Leben einmal mit, einmal ohne diese Person vor. Achten Sie auf die Gefühle, die Sie dabei empfinden. Da, wo Freude, Friede oder Zufriedenheit auftauchen, da scheint Ihre Herzenergie zu einer Seite zu neigen, egal, wie der Verstand vorher entschieden hat. Versuchen Sie, dem Hinweis der Herzenergie zu folgen! Sie werden von den Ergebnissen überrascht sein.

Körperliche Hilfe für das gesunde Herz

Eine Lebensweise mit viel Anspannung oder auch »Stress«, wie das heutzutage gern genannt wird, aber mit wenig körperlicher Bewegung, ist ein großer Risikofaktor für das Herz. Bewegung stärkt Kreislauf und Herz – vor allem dann, wenn sie freudig ausgeübt wird. Das Herz als Organ des Kreislaufs und des Blutpulses ist in seiner Gesundheit in ganz besonderem Maße von ihr abhängig. Wichtig ist es, nach seinen Vorlieben zu forschen. Radfahren oder Wandern, Tanzen oder Laufen stärken die Leistungskraft des Herzens. Nur das, was Sie gerne praktizieren, werden Sie auch regelmäßig tun, und nur das wird auch das Herz langfristig gesund erhalten. Spirituelle Bewegungsformen wie Yoga, Qui Gong oder Tai Chi wirken sich besonders positiv auf den gleichmäßigen Rhythmus des Herzens aus. Bestehen bereits Probleme mit dem Blutdruck, hilft beruhigende Meditation oder autogenes Training.

Redewendungen, die auf ein Ungleichgewicht des Herzens hindeuten

Das bricht das Herz; Herzeleid; auf Herz und Nieren prüfen; es nicht übers Herz bringen; das Herz zerspringt vor Glück; das Herz tut weh; herzlos; hartherzig; halbherzig; das Herz hüpft vor Freude; das Herz schlägt bis zum Hals; sich etwas zu Herzen nehmen; etwas liegt sehr am Herzen; das Herz rutscht vor Angst in die Hose; auf den Ruf des Herzens hören; ein Herz aus Stein haben; sein Herz verloren haben; mit blutendem Herzen; sich ein Herz fassen; herzensgut

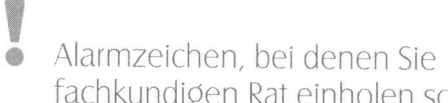

Alarmzeichen, bei denen Sie fachkundigen Rat einholen sollten

- Engegefühl in der Brust, eventuell mit Atemnot, bei körperlicher Anstrengung
- Brustschmerz in den linken Arm ausstrahlend, gegen Morgen
- Brustschmerz in den rechten Arm ausstrahlend, gegen Morgen
- Vernichtender Brustschmerz mit Atemnot
- Migräne bei Kindern
- Übelkeit, Erbrechen, Schwäche bei körperlicher Belastung

Oberbauch

Magen

Anspannung und Ärger beeinflussen den Zustand des Magens. Eine gesunde Magenenergie erdet und stärkt den gesamten Organismus.

Die spirituelle Bedeutung des Magens

Obwohl die Rolle des Magens bei der Verdauung gar nicht so wichtig innerhalb des Verdauungstraktes ist (wenn der Magen chirurgisch entfernt werden muss, kann der Mensch noch immer essen und verdauen), hat er doch, spirituell gesehen, einen wesentlichen Anteil am »Sich-Einverleiben«. Liebe geht durch den Magen, sagt das Sprichwort dazu, und tatsächlich sind ja beim Baby Saugen, Essen und Lieben eins. Das Trinken an der Mutterbrust wird »stillen« genannt, weil es sämtliche Bedürfnisse stillt. Es gibt einen unmittelbaren Zusammenhang zwischen der Magensaftproduktion und der Anspannung. Sorgen, Ängste, Hetze machen eine reibungslose, harmonische Tätigkeit des Magens fast unmöglich. Am besten verdaut ein Mensch, der »geerdet« ist und in aller Ruhe die auf sich zukommenden Anforderungen und Eindrücke integriert. Das immer neu zu findende Gleichgewicht zwischen zuviel und zuwenig Aufnahme gehört zur spirituellen Magenenergie. Sich zuviel einzuverleiben, ist die Situation der westlichen Wohlstandsgesellschaft, zuwenig genährt zu werden, das größere Problem und das vieler Menschen auf der Erde.

Grübeln und sich sorgen sowie nach Sicherheit suchendes, starres Denken wirken sich nachteilig auf die Magenenergie aus, was dazu führt, dass das Organ seiner Arbeit nicht mehr richtig nachkommen kann. Dann nämlich wird das nährende, schützende Element der

Magenenergie zerstörerisch. Es wird zuviel Säure gebildet. Die überschüssige Säure durchbricht den schützenden Schleim und greift die Magenschleimhaut an.

Der Einfluss des Magens auf die Blutbildung, die
ohne den Intrinsic-Faktor bzw. die Aufnahme von B12
nicht ausreichend möglich ist, verweist auf einen direk-
ten Zusammenhang mit dem geistigen Wesenskern
des Menschen, der sich in den Körperflüssigkeiten ausdrückt. Der Magen nimmt auf, bereitet die Verarbeitung des Nahrungsbreis vor und leistet wichtige Beiträ-
ge, ohne selbst das Endergebnis zu bestimmen. Fehlt
diese fürsorgliche, fast selbstlose Hilfestellung, wird die
Verdauung erschwert, und die Blutbildung ist gestört,
was den gesamten Organismus schwächt. Eine gesunde Magenenergie dagegen erdet und stärkt den ganzen Körper.

Seelisch-geistige Hilfe für den gesunden Magen

Da die Steuerung der Magensaftproduktion auch vom
Nervensystem ausgeht, haben Anspannung und Stress
einen großen Einfluss auf den Magen. Seelische Anspannung bewirkt eine Störung der Verdauungstätig-
keit des Magens, obwohl das Organ an sich gesund ist.
Weil der Magen eng an das Nervensystem gekoppelt
ist, spricht die übermäßige Bildung von Magensäure
auch sehr gut auf meditative Techniken an. Autogenes
Training oder Entspannungsmeditation verhelfen dem
gereizten Magen zur Ruhe, welche dabei das gesamte

Gemüt erfasst. Vielleicht wirkt es erstaunlich, dass gerade Sich-Sorgen, auch wenn es im besten Sinne für andere geschieht, einen schlechten Einfluss auf die Arbeit des Magens hat. Mütter – oder Väter –, die ganz in der Familie aufgehen, sich ununterbrochen um die Kinder, deren Entwicklung, Schulleistung usw. sorgen, die mehr an die gesunde Zusammensetzung der Speisen denken als daran, dass Essen ein Genuss ist, sind besonders gefährdet. Fortgeschrittene Störungen der Magenenergie zeigen sich in starrem, fast herrschsüchtigem Versorgen. Denn unter der scheinbar großen Fürsorglichkeit schwelt oft genug ein dauernd hinuntergeschluckter Ärger, weil die Zuwendung für andere die Befriedigung der eigenen Bedürfnisse zu behindern scheint. Jede kleine Zurückweisung stößt dann sauer auf, den anderen wiederum liegt die eigentlich widerwillig zugestandene Ernährung wie ein Stein im Magen. Magenschleimhautentzündung und Magengeschwüre sind ein sicheres Anzeichen dafür, dass der kranke Mensch viele negative Emotionen in sich hineingefressen hat. Ja, es ist wahr, Liebe geht durch den Magen. Aber der erste Schritt zur Gesundung des Magens besteht darin, sich wieder um sein eigenes Wohl zu sorgen, sich selbst achtsam und nährend zu behandeln und nicht zu vernachlässigen.

Wie gegessen und getrunken wird, hat einen entscheidenden Einfluss auf die reibungslose Arbeit des Magens. Hastiges Essen, ungenügendes Kauen, zu heiße oder zu kalte Speisen und Getränke, all diese Faktoren müssen im Magen ausgeglichen werden. Es ist eine Wohltat nicht nur für den Magen, wenn die Mahlzeiten zu regelmäßigen Zeiten und in ruhiger, heiterer Atmosphäre eingenommen werden, vielleicht untermalt von brennenden Kerzen, leiser, angenehmer Musik und positiv gestimmten Gesprächen. Da sich die Partner und Familien, wenn überhaupt, nur bei einer gemeinsamen Mahlzeit begegnen, erscheint gerade dann die Vermeidung von schwierigen Themen ein wenig gekünstelt. Um die Magenenergie frei von sorgenvollen, grüblerischen Gedanken zu halten, ist diese kleine Disziplin aber von großem Nutzen. Das Essen bekommt gut, wenn es genüsslich geschmeckt, also gründlich eingespeichelt und durchgekaut wird. Wenn dann am Ende der Mahlzeit noch eine kurze, entspannte Zeit am Tisch gesessen wird, ist dies eine Wohltat für den Magen. Danach folgt im Idealfall ein kleiner Verdauungsspaziergang. Wenn diese Bedingungen auch heutzutage leider für viele Menschen schwer zu erfüllen sind: Es lohnt wirklich den Versuch!

Bei Zeitdruck, seelischer Anspannung und Nervosität sollten die Mahlzeiten lieber sehr klein ausfallen und sollte das Essen besonders gründlich gekaut werden.

66 Redewendungen, die auf ein
Ungleichgewicht des Magens hindeuten

Liebe geht durch den Magen; da dreht sich der Magen
um; etwas liegt schwer im Magen; das stößt sauer auf;
das schlägt auf den Magen; etwas in sich hineinfressen;
den Ärger hinunterschlucken; das liegt wie ein Stein im
Magen; einen Kuhmagen haben; der Magen ist wie zu-
geschnürt

! Alarmzeichen, bei denen Sie
fachkundigen Rat einholen sollten

- Schmerzhaftes Druckgefühl im Oberbauch mit Ap-
  petitlosigkeit
- Saures Aufstoßen, schmerzhaftes Säuregefühl im
  Oberbauch
- Pechschwarzer Stuhlgang
- Bluterbrechen
- Plötzliche Unverträglichkeit von oder Ekel vor Fleisch
- Unerklärlicher Gewichtsverlust
- Schwäche und bleierne Müdigkeit

Die Bauchspeicheldrüse

> Die Bauchspeicheldrüse bleibt gesund, wenn im Leben das Gleichgewicht zwischen Anspannung und Entspannung gefunden wird.

Die Bauchspeicheldrüse lediglich als ein Organ zu sehen, welches dem Menschen ermöglicht, Süßes aufzunehmen, heißt, ihre Bedeutung weit zu unterschätzen. Sie ist Mittelpunkt eines sich ständig verschiebenden Kräftezentrums. Fast jedes Organsystem kann gewissermaßen an der Bauchspeicheldrüse ziehen und sie damit in ihrer Arbeit stören. Deshalb ist sie auch besonders anfällig für Anspannung und Überforderung des Menschen.

Das Ergebnis der Verarbeitung der Nahrung, die Glukose, also der sogenannte Blutzucker, ist die wichtigste Energiequelle für den Körper und ganz besonders für das menschliche Gehirn. Dabei bleibt der Blutzuckerspiegel im Idealfall immer auf einer etwa gleichen Höhe. Die Enzyme der Bauchspeicheldrüse haben eine auflösende Wirkung, denn im Grunde wird jedwedes Nahrungsmittel, das wir aufnehmen, in seine Grundbestandteile zerlegt, um es überhaupt für den menschlichen Körper zu einem verwertbaren Stoff zu machen.

Die Bauchspeicheldrüse garantiert unsere Ernährung, indem sie den Nahrungsstoff zerstört, und sie sichert unsere Energie, womit sie das beständige Kräftespiel der Erde, die Dualität, widerspiegelt. So wie es in der Natur Tag und Nacht, Ebbe und Flut, Kälte und Wärme gibt, führen Glucagon und Insulin, die Verdauungshormone der Bauchspeicheldrüse für den Blutzucker, durch ihr unentwegtes Gegeneinanderspielen zu einem, wenn auch labilen, Gleichgewicht im Stoffwechsel. Dabei wird die Nahrung zersetzt und, der Person individuell angepasst, chemisch wieder aufgebaut. So sichert die Bauchspeicheldrüse die körperliche Existenz.

Seelisch-geistige Hilfe für die gesunde Bauchspeicheldrüse

Lebt ein Mensch im Ungleichgewicht zwischen den beiden Polen der irdischen Energie, gefährdet er die Arbeit der Bauchspeicheldrüse. Zustände dieser Art sind zum Beispiel die andauernde Anspannung, die heutzutage als Leistungsfähigkeit gelobt wird. Wer Tag für Tag Höchstleistungen im Beruf erbringt, abends ins Fitnessstudio geht und dann die halbe Nacht lang feiert, wird schon verhältnismäßig früh im Leben die Kompensationsfähigkeit der Bauchspeicheldrüse erschöpft haben. Zwar gibt es solche Zeitspannen, in denen wir viel leisten können, aber entsprechend dem Biorhythmus muss ihnen eine Phase der Erholung und Regeneration folgen oder anders ausgedrückt, der verminderten Leistungsanforderungen.

Erste Anzeichen einer nachlassenden Vitalität der Bauchspeicheldrüse zeigen sich auf der seelischen Ebene durch Freudlosigkeit und das Gefühl, dass das Leben nur noch aus Last und Mühe besteht. Das sind ernste Hinweise, endlich etwas für den Ausgleich zu tun.

Sind Sie schon seit längerer Zeit angespannt und

sorgenvoll? Suchen Sie sich kleine Momente der Freude! Grübeln Sie nicht unentwegt über Ihre Probleme! Tatsächlich kann es sehr viel hilfreicher sein, sich davon abzulenken – auch wenn dies zu Beginn ein wenig Überwindung kostet. Mit einigem Abstand werden Ihnen dann auch andere Lösungen einfallen.

Eine meditative Bewegungskunst wie zum Beispiel Qi Gong kann Wunder wirken, denn sie hat ihren Ursprung in der traditionellen chinesischen Medizin, die mit dem Ausgleich der polaren Erdenkräfte, die dort Yin und Yang genannt werden, jahrtausendelange Erfahrung gesammelt hat. Entsprechend diesem ganzheitlichen Ansatz wirkt Qi Gong auch ausgleichend auf Seele und Körper.

Wählen Sie eine Meditationstechnik, die Sie beruhigt und stärkt, und wenden Sie diese regelmäßig an. Bedenken Sie aber, dass diese Methode – ganz gleich, wie gut sie spirituell gesehen auch ist –, wenn sie bei Ihnen negative Gefühle auslöst, dann ein weiterer Faktor im Leben ist, welcher die Kraft der Bauchspeicheldrüse verbraucht. Als negativ zu werten sind zum Beispiel Unlust, Sich-verpflichtet-Fühlen und, wenn Sie die Meditationszeit nicht eingehalten haben, anschließende Schuldgefühle sowie das Gefühl der Überforderung durch die ausgeübte Vorgehensweise. Deshalb lohnt es sich, solange zu suchen, bis Sie die für Sie »richtige« Methode entdeckt haben!

Richten Sie Ihre Aufmerksamkeit mindestens einmal täglich auf ein warmes Gelborange. Diese Farbe stärkt die Aktivität der Bauchspeicheldrüse.

Körperliche Hilfe für die gesunde Bauchspeicheldrüse

Suchen Sie, in Ihrem Leben das Gleichgewicht zwischen den polaren Kräften wiederzufinden! Wenn Sie tagsüber am Arbeitsplatz ununterbrochen sitzen, dann darf der »Feierabend« mit einer Zeitspanne voller Bewegung beginnen. Umgekehrt: Müssen Sie bei der Arbeit immerzu auf den Beinen sein, dann ist es abends angemessen, die Beine hochzulegen. Überprüfen Sie, ob Wach- und Schlafphasen in Ihrem Leben sich in einem Gleichgewicht befinden. Wahrscheinlich werden Sie feststellen, dass Ruhe und Schlaf zu kurz kommen. Verlängern Sie diese Stunden, indem Sie ausreichend Entspannung vor dem Zubettgehen einplanen. Es fällt fast allen Menschen schwer, direkt nach einer geistig oder körperlich anstrengenden Tätigkeit einzuschlafen. Leben Sie im Einklang mit den Jahreszeiten? Dann wären Sie eine glückliche Ausnahme! Nehmen Sie sich vor, täglich eine kleine Naturbetrachtung einzuschieben. Es reicht schon, den Baum an der Straßenecke zu betrachten. Versuchen Sie, nach und nach die Qualität der jeweiligen Jahreszeit zu erfassen und zu erleben. Ein kleiner Spaziergang bei jedem Wetter wäre dafür ein guter Anfang.

Schalten Sie Pausen in der Nahrungsaufnahme ein. Am besten liegen zwischen den Mahlzeiten einige Stunden, um den Verdauungstrakt nicht in seiner Arbeit zu stören. Wenn Sie bereits unter Verdauungsbeschwerden leiden, kann es helfen, eine Zeit lang weniger Getreideprodukte, Süßigkeiten und Obst zu essen. Schränken Sie auch Ihren Alkoholkonsum ein! Die Neutralisierung großer Mengen Alkohol belastet nicht nur die Leber, sondern auch die Bauchspeicheldrüse. Essen Sie also lieber mehr Gemüse, Kartoffeln und eiweißreiche Lebensmittel. Wenn Sie dann wieder zur gewohnten Kost übergehen, verwenden Sie reichlich Kurkuma, Vanille und Zimt! Vor allem Zimt unterstützt die Bauchspeicheldrüse bei der Arbeit. Außerdem können Sie mit diesen aromatischen Gewürzen allmählich den Zuckerverbrauch senken, ohne einen Mangel zu empfinden. Eine gute Möglichkeit ist es auch, Zimt und Vanille als Aromaöle einzusetzen. Der Duft dämpft den Appetit, befriedigt und verringert den Wunsch nach Süßigkeiten.

 ### Redewendungen, die auf ein Ungleichgewicht der Bauchspeicheldrüse hindeuten

Die Süße der Liebe; süße Jugendjahre; das ist ein Süßer/eine Süße; jemand ist süß; das Leben hat nichts Süßes mehr; saft- und kraftlos sein; sich gürten; da vergeht einem ja der Appetit

! Alarmzeichen, bei denen Sie fachkundigen Rat einholen sollten

- Übelkeit und Schwindel während des Tages, die sich durch Trinken von Obstsaft oder einen süßen Snack bessern
- Lang andauernde Appetitlosigkeit
- Blähbauch mit krampfartigen Blähungen
- Klebriger Stuhl
- Urin riecht fruchtig, wie Apfelsaft
- Kolikartige Schmerzen, eher rechts im Oberbauch
- Einschnürende, unerträgliche Schmerzen

Zwölffingerdarm

Im Zwölffingerdarm werden alle Nahrungsbestandteile zersetzt und verwertet. Eine zuversichtliche Gemütsstim-
mung unterstützt den Zwölffingerdarm
in seiner Arbeit.

Die spirituelle Bedeutung des Zwölffingerdarms

Die wichtige Arbeit des ersten Dünndarmabschnitts ist den meisten Menschen wenig bewusst. Beschwerden werden eher dem Magen oder der Gallenblase zugeordnet, so lange bis ein schmerzendes Geschwür eindeutig aufzeigt, wo das Problem sitzt. Die TCM hat allerdings der Dünndarmenergie schon immer den gebührenden Platz eingeräumt. Der Dünndarmmeridian wird hier dem Feuerelement zugeordnet, als Partnermeridian des Herzens. Das Verdauungsfeuer brennt tatsächlich im Dünndarm, ist zuviel davon da, wird es auch als Brennen wahrgenommen. Aus der anthroposophischen Betrachtung stammt der Vergleich des Zwölffingerdarms mit dem Gehirn. Auch im Gehirn werden alle ankommenden Eindrücke zunächst zerlegt, um wahrgenommen und verarbeitet zu werden. Im Zwölffingerdarm werden sämtliche Nahrungsbestandteile zersetzt und verwertet, alle Verdauungssäfte fließen hierhin. Kraft kann der menschliche Körper nur dann aus der Nahrung gewinnen, wenn diese Arbeit einwandfrei verläuft, sonst wird der unvollständig ablaufende Verdauungsvorgang eher Energie kosten, Schmerzen und Unbehagen auslösen. Diese Situation wirft ein gänzlich anderes Licht auf Essstörungen und ihre mögliche Behandlung. Magersucht oder übermäßiges Essen: Beide Störungen finden ihren Anfang in einer fehlenden Energie des Zwölffingerdarms.

Stürmen zu viele Eindrücke auf den Menschen ein,

dann wird die Tätigkeit des Zwölffingerdarms gestört, besonders dann, wenn die Überforderung sich in hastigem Essen unter seelischer Anspannung zeigt. Ist die Arbeit des Zwölffingerdarms gestört, verhungert der Mensch buchstäblich, ganz gleich, wie viel Nahrung er zu sich nimmt, denn auch das beste und gesündeste Essen wird nicht verwertet. Schwäche und Abgeschlagenheit stellen sich ein, alles wird als anstrengend und überfordernd erlebt. Bewusst eingelegte Ruhepausen, in denen das Erlebte noch einmal meditativ angeschaut und damit für die Reifung der Persönlichkeit verwertet wird, ist die wirkungsvollste Maßnahme, um das energetische Dünndarmfeuer in sinnvoller Weise brennen zu lassen.

Seelisch-geistige Hilfe für den gesunden Zwölffingerdarm

Ähnlich wie beim Magen ist die reibungslose Arbeit des Zwölffingerdarms von einer ausgeglichenen Gemütslage abhängig. Sorgen, Grübeln, Hektik und Stress blockieren die Ringmuskeln, welche die Verdauungssäfte aus Galle und Bauchspeicheldrüse in den Zwölffingerdarm befördern sollen. Da auch der Magen bei Stress übersäuert ist, gelangt der stark saure Speisebrei in den Dünndarmabschnitt und schädigt dort die Schleimhaut.

Eine gute Voraussetzung, um die Dünndarmenergie gesund zu erhalten, ist es, frei darüber zu entscheiden, wie viele Reize tagtäglich auf unsere Seele einwirken dürfen. Der gewöhnliche Alltag mit seinen beruflichen und familiären Pflichten, der Verkehr auf der Straße, die Unterhaltungsmedien, die Freizeitaktivitäten: Tut Ihnen das noch gut? Oder befinden Sie sich schon in einem Zustand der Überreizung? Dann ist es Zeit für eine gezielte Auswahl dessen, was in der Freizeit an Eindrücken zugelassen wird.

Sich über Ängste klar zu werden, kann sehr viel zur Gesundheit des Zwölffingerdarms beitragen, wie der volkstümliche Ausdruck »Schiss haben« zeigt. Angst kann die gesamte Verdauung blockieren, weil die Stress auslösenden Hormone die Nahrungsverwertung blockieren. Ein guter Grund, sich mit einem gern verdrängten Gefühl zu beschäftigen!

Übung: Angstgefühle lösen

Wenn wir ängstlich sind, fühlen wir uns klein und ohnmächtig wie Kinder. Die meisten Ängste haben sich auch in der Kindheit verfestigt. Angst, verlassen zu werden, Angst, nicht versorgt zu werden, Angst, nicht geliebt und verstanden zu werden, Angst, allein in der Dunkelheit Gefahren ausgesetzt zu werden. Es gibt gefährliche und angsterregende Situationen. Gemeint sind aber hier die unbegründeten Ängste, die uns davon abhalten, fröhlich oder tatkräftig den Alltag zu bewältigen: die unerklärliche Angst, Wünsche zu äußern oder gar einen fremden Menschen anzusprechen, Angst, allein zu verreisen, Angst, in eine Prüfung zu gehen, für die wir doch bestens vorbereitet sind, Angst, eine Aufgabe lösen zu sollen, von der wir genau wissen, dass wir sie lösen können. Diese Art von Ängsten sind nur hinderlich! Versuchen Sie, mit der folgenden kleinen Vorstellungsübung das Angstgefühl zu lösen!

Schaffen Sie sich eine ruhige Atmosphäre und achten Sie darauf, dass Sie ungestört bleiben. Also Telefon leise stellen oder ein Zimmer wählen, in dem Sie das Läuten nicht hören. Wählen Sie Kerzen, ruhige Musik oder was auch immer Sie entspannt. Wenn Sie sich ruhig und entspannt fühlen, schließen Sie die Augen und lassen Sie Ihre Gedanken zurück in die Kindheit wandern. Irgendwann dort, in diesen frühen Jahren, hat die Angst, die Sie behindert, ihren Ursprung. Vielleicht steigt eine Erinnerung in Ihnen auf, vielleicht nicht. Es wäre zwar aufschlussreich, ist aber nicht unbedingt nötig, dass Sie sich an etwas erinnern. Sehen Sie sich selbst als kleines, ängstliches Kind und nehmen Sie dieses kleine Kind in die Arme. Trösten Sie es – sich selbst! – und sprechen Sie ihm Mut zu. Und dann nehmen Sie es an die Hand und gehen mit ihm gemeinsam in die Situation, die es fürchtet. Spüren Sie die Freude und den Stolz, den das kleine Kind empfindet, wenn es mit Ihrer Hilfe die Mutprobe bestanden hat. Dieser neu entwickelte Mut ist wie ein kleines Feuer mit warmen, rötlichgoldenen Flammen. Sehen Sie dieses kleine Feuer in Ihrer Vorstellung rechts von der Mittellinie Ihres Oberbauchs. Wann immer Sie in Zukunft mit Ihrer Angst konfrontiert werden, erinnern Sie sich an dieses Feuer – es wird Ihnen den nötigen Mut vermitteln. Verabschieden Sie sich liebevoll von dem kleinen Kind, das Sie einmal waren, kehren Sie zurück in die Gegenwart und öffnen Sie die Augen.

Körperliche Hilfe für den gesunden Zwölffingerdarm

Mit Ruhe eingenommene, gründlich durchgekaute Mahlzeiten sind die beste Voraussetzung für Gesundheit und damit optimale Arbeit des ersten Dünndarmabschnitts. Eine Übersäuerung des Magens gilt es zu vermeiden (siehe Kapitel Magen), da der stark saure Speisebrei im Zwölffingerdarm nicht ausreichend neutralisiert werden kann und dann dort die Schleimhaut angreift. Wer eine Verdauungsschwäche bei Stress schon an sich beobachtet hat, dem kann eine kurze Ruhepause nach der Mahlzeit, mit einer leicht gefüllten Wärmflasche auf dem Oberbauch, helfen. Die Wärmflasche sollte dabei eher rechts der Mittellinie aufliegen. Ununterbrochen zu essen, auch wenn es sich nur um kleine Häppchen handelt, überfordert den Zwölffingerdarm, weil ständig unterschiedlich angedaute Portionen des Nahrungsbreis verarbeitet werden müssen. Wenige, regelmäßig eingenommene Mahlzeiten dagegen sind eine Erleichterung für den Zwölffingerdarm.

Wenn Sie unter einer Essstörung leiden, sei es, dass Sie das Verlangen spüren, ununterbrochen zu essen, oder aber nichts herunterbekommen, es sei denn, Sie entscheiden sich mit großer Willensanstrengung dazu, dann brauchen Sie Unterstützung eines naturheilkundlich orientierten Therapeuten oder einer solchen Therapeutin.

66 Redewendungen, die auf ein Ungleichgewicht des Zwölffingerdarms hindeuten

Etwas nicht verdauen können; das hat eine zersetzende Wirkung; die Sache löst sich in nichts auf; sauer sein; »Schiss« haben; das brennt auf der Seele

! Alarmzeichen, bei denen Sie fachkundigen Rat einholen sollten

- Müdigkeit, Antriebslosigkeit und Schwäche
- Übelkeit, Aufstoßen, Druck- und Völlegefühl im Oberbauch über lange Zeit
- Bluterbrechen
- Pechschwarzer Stuhlgang
- Plötzlicher starker Schmerz im Oberbauch mit bretthartem Bauch
- Schmerz im Oberbauch bei Hunger
- Schmerz im Oberbauch in der Nacht
- Schmerz im Oberbauch etwa drei Stunden nach dem Essen
- Schwäche, bleierne Müdigkeit

Leber/Gallenblase

Die menschliche Willenskraft ist abhängig von einer gesunden Leber. Starke Leberenergie erzeugt Klarheit im Denken und Lebenskraft.

Die spirituelle Bedeutung von Leber und Gallen-blase

Die Aufgaben, welche die Leber für den menschlichen Körper erfüllt, sind so zahlreich und so vielschichtig, dass diese unersetzlich ist. Ohne Leber gibt es kein Überleben. Wahrscheinlich sind die zahllosen Tätigkeitsbereiche dieser Drüse noch nicht einmal alle entschlüsselt. Dass die Leber sich aus der Herzanlage heraus entwickelt und das Herz schon im Mutterleib in seiner Arbeit ergänzt, war überliefertes, medizinisch-esoterisches Wissen, lange bevor die Naturwissenschaft Erkenntnisse über die Funktion der Leber sammelte. Hildegard von Bingen hat es vor vielen Jahrhunderten so ausgedrückt: »Das Herz hat die Eigenschaft des Wissens, die Leber des Gefühls«.[*]

Und welche Gefühle drücken sich durch die Leber aus? Es geht um die Fähigkeit, sich als Mensch in der Welt zu betätigen. Die unüberwindliche Schwäche und Mattigkeit, unter der Leberkranke leiden, kombiniert mit der Unfähigkeit, einen klaren Gedanken zu fassen, zeigt dem Gesunden auf, wie viel von der unbemerkten, störungsfreien Tätigkeit der Leber abhängt. Zum Glück wird die Leber nicht so schnell krank, sie hat sogar die erstaunliche Fähigkeit, nachzuwachsen, wenn ein Teil operativ entfernt wurde. Verblüffend genau werden Eigenschaften und Arbeitsweise der Leber in der antiken griechi-

---

[*]   Hildegard von Bingen: Heilwissen. Causae et Curae. 3. Aufl. Pattloch, München 1997

schen Sage des Prometheus geschildert. Prometheus hatte den Göttern das Feuer geraubt und es den Menschen gebracht. Er wurde zur Strafe von Zeus an einen Felsen gekettet. Zeus schickte einen Adler, der täglich von der Leber des Prometheus fraß, des Nachts wuchs diese wieder nach. Der Arbeitsrhythmus der Leber wird in der altgriechischen Sage exakt angegeben. Nachts bildet die Leber Substanz, deshalb hat sie gegen 2 Uhr ihr Höchstgewicht. Zwölf Stunden später, mittags gegen 14 Uhr, gibt sie die gebildeten Stoffe ab und kann dabei bis zu 20 Prozent an Volumen abnehmen. Auch die TCM kennt seit Jahrtausenden den Leberrhythmus. Leber und Gallenblase gehören dort zum Holzelement, und in der altchinesischen Organuhr ist zwischen ein und zwei Uhr nachts die Zeit der Leber. Als Gefühle werden dem Holzelement Ärger und Zorn zugeordnet. Im Westen sind die Gefühle, die mit der Leber und ihrem Anhängsel, der Gallenblase, verbunden werden, stärker negativ, da kommen noch Neid und Missgunst hinzu. Sie alle sind aber bereits Ausdruck einer in ihrer Energie gestörten Leber.

Seelisch-geistige Hilfe für eine gesunde Leber und eine gesunde Gallenblase

Die menschliche Willenskraft ist abhängig von einer gesunden Leber. Aber der Umkehrschluss gilt auch: Solange die Leber nur einigermaßen gesund ist, kann die Leberenergie durch geistige Übungen, welche die Willenskraft schulen, gestärkt werden. In allen spirituellen

Traditionen handelt es sich beim Thema Willensstärkung um Übungen, die regelmäßig und wiederholt ausgeführt werden. Hier folgt eine ganz einfache Übung, die wenig Zeit erfordert, aber trotzdem sehr lange geübt werden muss, bis sie gelingt. (Sie stammt aus der anthroposophischen Tradition.)

Übung zur Willenstärkung

Wählen Sie eine Tätigkeit aus, die Sie bisher nicht ausgeführt haben und die keinen Sinn in Ihrem Tagesablauf erfüllt. Also, Sie kaufen sich zum Beispiel eine Grünpflanze nur zu dem Zweck, die Willensübung zu machen. Gießen Sie diese Pflanze nun jeden Tag zur selben Stunde. Es geht auch viel einfacher und schneller: Streichen Sie sich – auch das ist nur ein Beispiel – jeden Tag zur selben Uhrzeit mit der Hand über den Kopf. Wichtig ist eben nur, dass es keine Tätigkeit ist, die sowieso nützlich wäre, sondern eine, die Sie sich speziell zur Willensübung ausdenken.

Vielleicht kommt Ihnen das allzu einfach vor? Versuchen Sie es! Sie werden überrascht sein, wie schwer es tatsächlich ist, jeden Tag zur selben Uhrzeit an Ihre selbstgestellte Aufgabe zu denken und diese dann auch auszuführen. Gelingt es Ihnen schließlich ohne Probleme, dann können Sie noch einige weitere Tätigkeiten dieser Art im Lauf des Tages hinzufügen. Üben Sie so für drei Monate, legen Sie eine Pause von vier Wochen ein und beginnen Sie dann erneut zu üben. Sie werden nach drei Monaten nicht nur die Leberenergie gestärkt haben, sondern auch eine bemerkenswerte Veränderung in Ihrem Leben wahrnehmen.

Gallensteine sind eine Folge von »Stress«, die allerdings eine recht aggressive Komponente hat. Was nicht als Ärger oder Wut geäußert wird, mineralisiert sich in Steinen. Mag der Kranke auch beherrscht erscheinen, wer unter Gallensteinen leidet, würde lieber »Gift und Galle spucken«, und es ginge dem galligen Menschen besser, wenn er Wege fände, seinen Ärger auszudrücken.

Körperliche Hilfe für eine gesunde Leber und eine gesunde Gallenblase

Um die Entgiftungsfunktion der Leber nicht zu überfordern, dürfen Genussgifte nur mäßig konsumiert werden. Das gilt besonders für Alkohol! Medikamente sind aus demselben Grund in der kleinstmöglichen Dosis und nur so lange wie wirklich nötig einzunehmen. Alle Medikamente werden über die Leber verwertet!

Die meisten Giftstoffe scheidet die Leber über die Gallenflüssigkeit aus. Eine ausgewogene Ernährung mit wenig Fleisch und tierischen Fetten ist deshalb für die Gesundheit von Leber und Gallenblase eine Wohltat. Denn so wird die Leber nicht mit dem Abbau körperfremder Giftstoffe überlastet.

Die substanzbildende Aufbauarbeit der Leber findet nachts statt, zu einer Zeit, zu der ein gesunder Mensch normalerweise schläft. Damit ist ein natürlicher Prozess vorgegeben. Nachtruhe spätestens ab Mitternacht wird die optimale Arbeit der Leber fördern. Schwer verdauliche Speisen werden deshalb besser mittags eingenommen. Auch wenn abends die Hauptmahlzeit stattfindet, ist es gut, leicht verdauliche Kost zu wählen.

Auf der organischen Ebene kann der einfache Leberwickel die Durchblutung der Leber und die Leberenergie unterstützen.

Einfacher Leberwickel

Um die Leber in ihrer Arbeit zu unterstützen, kann beim Einschlafen eine leicht gefüllte, heiße Wärmflasche auf die rechte Oberbauchseite platziert werden. Unter die Wärmflasche wird ein warmfeuchtes Tuch direkt auf die Haut gelegt, und beides wird mit einem trockenen Handtuch fixiert.

Dieser Leberwickel fördert auch das Einschlafen!

❝❝ Redewendungen, die auf ein Ungleichgewicht von Leber/Gallenblase hindeuten

Leber

Dem ist eine Laus über die Leber gelaufen; gelb vor Neid werden; frei/frisch von der Leber weg reden; die beleidigte Leberwurst spielen

Gallenblase

Gift und Galle spucken; da läuft einem die Galle über; grün vor Ärger werden; gallebitter; ein galliger Mensch; steinreich sein

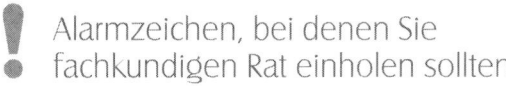

Alarmzeichen, bei denen Sie fachkundigen Rat einholen sollten

- Druckgefühl im rechten Oberbauch
- Unerklärliche Schmerzen in der rechten Schulter
- Gelbfärbung des Augenweißes
- Augenprobleme, vor allem am rechten Auge
- Müde bis zur Teilnahmslosigkeit, zu müde zum Denken
- Appetitlosigkeit
- Schmerzen im Oberbauch nach dem Genuss von Fett, Kaffee oder Hülsenfrüchten
- Sie fühlen sich elend, wenn Sie nicht täglich mindestens ein Bier oder ein Glas Wein trinken.
- Kolikartige Schmerzen im rechten Oberbauch
- Sehr übelriechende Blähungen
- Blassgelber oder fast weißer Stuhlgang
- Um zwei Uhr nachts plötzlich erwachen oder erst um diese Uhrzeit einschlafen können

Unterbauch

Dünndarm

Der gesunde Dünndarm gibt dem Menschen Lebensmut und Lebenskraft und bildet damit die Grundlage für Optimismus und Daseinsfreude. Der Dünndarm reagiert sehr empfindlich auf Gefühle.

Eine gesunde Dünndarmfunktion zeigt sich in der optimalen Versorgung des ganzen Körpers. Denn die Verwertung der Nahrung vollzieht sich hier, insbesondere die Aufnahme der Vitamine und Mineralien, die zwar nur in sehr geringen Mengen vom menschlichen Körper benötigt werden, aber unentbehrliche Bausteine für den Zellaufbau und damit die Erneuerungskraft des Körpers sind. Ein gut arbeitender Dünndarm wird aus jeder Nahrung das Beste herausholen. Denn der Mensch ist ein »Allesfresser«, nur deshalb hat er sich in der Erdentwicklung als Art erhalten, durch Eis- und Wärmezeiten, in Hungersnöten und in allen Klimazonen und geografischen Gegebenheiten. Es gibt wirklich kaum etwas, was Menschen nicht bereits verzehrt haben. Es ist die Fähigkeit der langen Schläuche des Dünndarms, dafür zu sorgen, dass die Nahrung den Bedürfnissen des Körpers entspricht. Deshalb hat, bei einer starken Dünndarmenergie, die Frage nach der »gesunden« Nahrung nicht so viel Bedeutung wie moderne Ernährungslehren uns vermitteln wollen. Allerdings muss der Dünndarm eben gesund sein, voller Lebenskraft, und das ist leider selten der Fall.

Die zweite wichtige Aufgabe, die im Dünndarm geleistet wird, ist die Immunabwehr. Von hier aus wird die Widerstandsfähigkeit gegen Krankheitskeime aufgebaut, wenn er auch nicht der einzige Ort im menschlichen Organismus ist, der dieser wichtigen Aufgabe nachkommt. Also verbinden sich hier Aufnahme und Abwehr der Außenwelt in einer einzigartigen Weise.

Auch ein Glückshormon wird hier gebildet. Mit dem Serotoninspiegel ist eng das seelische, aber auch das körperliche Wohlgefühl verbunden. Zwar wird ein kleiner Teil des Hormons im Nervensystem gebildet, aber das reicht bei Weitem nicht aus, um dem Menschen so viel an Gemütswärme zu geben, wie er braucht. Fehlt Serotonin, nehmen Ängstlichkeit und Depression überhand, und die Zunahme dieser beiden Gemütszustände in unserer Zeit lässt ahnen, wie häufig das energetische Gleichgewicht des Dünndarms gestört ist und wie viel sich zum Positiven hin ändern könnte, würde darauf mehr Aufmerksamkeit gerichtet. Denn ein Leben ohne Freude ist für keinen Menschen mehr lebenswert. Die Fähigkeit, sich zu freuen und wohlzufühlen, kommt nicht von außen. Die gesunde Dünndarmenergie gibt dem Menschen Lebensmut und Lebenskraft und bildet damit die Grundlage für Optimismus und Daseinsfreude.

Seelisch-geistige Hilfe für einen gesunden Dünndarm

Der Dünndarm reagiert sehr empfindlich auf Gefühle, besonders Aufregung und Angst. Hier liegt die Ursache für die meisten Störungen, die sich in einem geblähten, harten, schmerzenden Bauch zeigen. Selbstverständlich spielt auch die Ernährung eine Rolle und manchmal die

Unverträglichkeit gewisser Nahrungsmittel. Allerdings wird eine in seelischer Anspannung eingenommene, gesunde Mahlzeit genauso Bauchschmerzen verursachen wie eine ungesunde. Sorge, Angst und negatives Denken stören die Aufnahme und Energiegewinnung im Dünndarm nachhaltiger, als ein ungesundes Nahrungsmittel. Denn ein optimal arbeitender Dünndarm wird auch aus der sonderbarsten Nahrung noch das Beste herausholen.

Da die Immunabwehr und die positive Grundstimmung von einem gesunden Dünndarm abhängen, wird dieser Verdauungsabschnitt, solange er nur einigermaßen gesund ist, auch auf positive Gedanken ansprechen.

Übung: positive Betrachtung
des eigenen Lebenslaufes

Es ist meist wenig erfolgreich, wenn Sie sich in einer schwierigen Lebensphase davon überzeugen wollen, dass Leid gut für Ihr Vorwärtskommen sei. Rückblickend lässt es sich allerdings meist sehr gut feststellen, dass erfolgreich gemeisterte Lebenskrisen den größten Fortschritt im Lebenslauf nach sich zogen.

Schaffen Sie sich eine kleine Zeitspanne, um ungestört Ihren Gedanken nachhängen zu können. Vielleicht legen Sie sich auch einen Stift und Papier zurecht, um sich Notizen dabei zu machen. Suchen Sie jetzt bewusst in Ihrer Erinnerung nach einem Ereignis in Ihrem Leben, das schwierig war. Es sollte zeitlich möglichst lange zurückliegen! Überlegen Sie, was Sie alles in dieser Zeit gelernt haben und wie sich das positiv auf Ihr weiteres Leben ausgewirkt hat. Notieren Sie sich die positiven Ergebnisse.

Wiederholen Sie diese themenbezogene Erinnerung einmal pro Woche.

Allmählich können Sie sich dann zeitlich immer weiter der Gegenwart nähern. Wenn Ihnen die Betrachtung, dass jede Krise einen wichtigen Lernprozess ermöglicht, ganz in Fleisch und Blut übergegangen ist, dann haben Sie auch Ihre Grundeinstellung geändert!

Jetzt wird es Ihnen bestimmt auch leichtfallen, festzustellen, dass ein Glas Wasser nicht halb leer, sondern halb voll ist!

Körperliche Hilfe für einen gesunden Dünndarm

Bei Angst und Aufregung ist es besser, sich nicht »den Bauch vollzuschlagen«, also lieber vor dem Essen den Versuch zu unternehmen, das, was die Bauchschmerzen verursacht hat, zu lösen, ob es berufliche Probleme oder private Auseinandersetzungen sind. Bei Lampenfieber bekommen die meisten Menschen ohnehin nichts hinunter, und bei Verliebten, also jenen, die unter Schmetterlingen im Bauch leiden (auch wenn sie das wohl nicht als Leid empfinden) ist der Appetit ebenfalls reduziert.

Ein gesunder Dünndarm kann jede Nahrung verwerten, ein geschwächter so gut wie nichts. Deshalb ist bei gestörter Dünndarmenergie Schonkost und die Vermeidung von Allergien auslösenden Nahrungsmitteln sinnvoll. Um herauszufinden, was Sie noch vertragen, brauchen Sie den Rat eines in der Naturheilkunde erfahrenen Therapeuten oder einer solchen Therapeutin. Da bei einem erkrankten Dünndarm auch die Abwehr geschwächt wird, und Niedergeschlagenheit den Menschen lähmt, sollte in jedem Fall fachkundige Unterstützung gesucht werden.

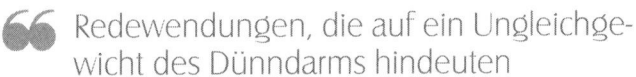

Redewendungen, die auf ein Ungleichgewicht des Dünndarms hindeuten

Wut im Bauch haben; aus dem Bauch heraus handeln; diese Sache verursacht Bauchschmerzen; sich den Bauch vollschlagen; Schmetterlinge im Bauch haben

Alarmzeichen, bei denen Sie fachkundigen Rat einholen sollten

- Gewichtsabnahme mit sehr viel Stuhlgang
- Unerklärliche Gewichtszunahme
- Grauer, glänzender Stuhlgang
- Heftige, stechende Bauchschmerzen, Bauch anfangs weich, dann bretthart
- Dumpfer Dauerschmerz, bei dem der Bauch hart wird

150

Dickdarm

> Die Fähigkeit, Unbrauchbares aus dem Körper auszuscheiden und loszulassen, aber die Essenz zu behalten, ist eine Gabe der Dickdarmenergie.

»Der Tod sitzt im Darm« ist ein alter Grundsatz der Naturheilkunde, und tatsächlich hängt von der optimalen Funktion des Dickdarms ab, ob der Organismus gesund bleiben kann. Da durch mehr oder minder rigide Sauberkeitserziehung viele Menschen vor dem eigenen Kot Ekel empfinden, fällt es noch heute den meisten schwer, die spirituelle Bedeutung des Dickdarms anzuerkennen. Deshalb verzögerte sich auch die Forschung über das schon lang entdeckte Nervengeflecht. Erst seit wenigen Jahren wird offiziell von einem Bauchhirn gesprochen, das seinen Platz im Darm hat, und davon, dass dieses Bauchhirn den Menschen mehr und weiser steuert als das bewusste, zentrale Nervensystem.

Die Fähigkeit, Unbrauchbares aus dem Körper auszuscheiden, es loszulassen, gleichzeitig aber auch die Essenz, nämlich die Flüssigkeit zu behalten, ist eine wesentliche Äußerung der Dickdarmenergie. Um eine Selbstvergiftung des Körpers zu vermeiden, ist die peristaltische Bewegung des Darms nötig. Genau dasselbe zeigt sich auf der seelischen Ebene. Damit ein Mensch sich aus Lebensumständen, aus denen er herausgewachsen ist, wie überlebte Freundschaften und totgelaufenen Beziehungen, lösen kann, braucht er eine gesunde Dickdarmenergie. Bei allen Erscheinungen, welche entstehen, wenn sich eine Person aus bisherigen Daseinsformen hinausentwickelt, verhilft die Dickdarmenergie zum Abgrenzen, Loslassen und Entgiften.

Das Immunsystem ist in einem großen Maß vom gesunden Dickdarm abhängig. Der Wurmfortsatz, im üblichen Sprachgebrauch »Blinddarm« genannt, ist das Abwehrorgan des ganzen Bauchraums. Der Dickdarm beherbergt eine Vielzahl kleiner Mikroorganismen, welche zusammenfassend Darmflora genannt werden. Sie gehen eine symbiotische Verbindung mit dem menschlichen Gesamtorganismus ein. Die Darmflora sorgt dafür, dass Allergene dem Körper nicht schaden und fremde Bakterien und Viren zerstört werden. Hier werden sogar zusätzlich Vitamine gebildet, welche dem menschlichen Wirtsorganismus zugutekommen. Im Gegenzug ernähren sich diese Kleinstlebewesen von dem, was sie im Darm für sich verwerten können. Im gesunden Dickdarm lebt also das hervorragende Beispiel für eine fruchtbare Zusammenarbeit verschiedener Wesen, bei der alle Interessen gewahrt werden.

Seelisch-geistige Hilfe für einen gesunden Dickdarm

Bleibt der Kot zu lange im Darm liegen, werden Verwesungsstoffe über die Darmschleimhaut wieder aufgenommen und vergiften den Organismus. Dass der Tod im Darm sitzt, lässt sich so sehr leicht erklären! Deshalb führt Verstopfung zu Kopfschmerzen, Depressionen, Allergien, Hautausschlägen und, wenn sie ein Dauerzustand ist, auch zu schweren Erkrankungen des gesamten Körpers. Wem es also immer wieder misslingt, regelmäßig »zu Potte (oder Topfe) zu kommen«, dem wird, mehr als jedes Abführmittel, eine grundlegende Entrümpelung des Alltags helfen. Beginnen Sie mit Kleidungsstücken: Was haben Sie länger als ein Jahr nicht mehr getragen? Verschenken Sie es, schaffen Sie Platz im Kleiderschrank. Gibt es einen Kellerraum, in dem alles Mögliche und Unbrauchbare abgestellt wurde, einen Schrank oder eine Schublade, von deren Inhalt Sie gar nichts mehr wissen? Sicher brauchen Sie diese Sachen dann auch nicht. Unordentliche Ecken und Räume, in denen sich geistig oder bildlich bereits Spinnweben sammeln, bilden negative Energiewirbel. Es wird in der gesamten Wohnung spürbar, wenn diese düsteren Ecken und Winkel gereinigt werden. Auch Erinnerungsstücke bilden oft eine Belastung. Wie fühlen sich diese Andenken für Sie an? Wehmütig, schmerzlich oder freudig? Überlegen Sie sehr gut, was davon Sie wirklich noch aufbewahren möchten. Vielleicht ist es besser, das eine oder andere Foto von der Wand abzunehmen, und, wenn Sie sich noch nicht davon trennen können, es so aufzubewahren, dass Sie es eine Zeit lang nicht mehr sehen.

Wenn Sie so viel Altes und Unbrauchbares losgelassen haben, werden Sie sich schon frischer, entschlackter fühlen. Noch mehr Kraft entsteht, wenn Sie daran gehen, überlebte Gewohnheiten und Lebensumstände abzulegen, also leergelaufene Freundschaften beenden oder den längst fälligen Schlusspunkt unter eine Partnerschaft setzen, die nicht mehr zu Ihrer gegenwärtigen Entwicklung passt. Auch der Arbeitsplatz könnte die Ursache dafür sein, dass alles in Ihnen stagniert und sich staut. Eine Beziehung oder eine Lebensweise kann für eine bestimmte Phase sehr gut und richtig sein, sich in der folgenden aber als krankmachend erweisen. Wenn Sie auf diese Weise Schritt für Schritt Altes und Unbrauchbares aus Ihrem Leben entfernt haben, ist die Dickdarmenergie auch wieder stark. Ganz nebenbei wird Ihnen dabei auffallen, dass der »Darm auch nicht mehr drückt«.

Körperliche Hilfe für einen gesunden Dickdarm

Ursache für eine Erkrankung des Dickdarms sind Bakterien oder Viren, die mit dem Essen oder dem Trinkwasser aufgenommen werden. Noch bevor das Bewusstsein die Gefahr registriert hat, versucht der Darm, die krankmachende Nahrung auszuscheiden, indem er mit schnell einsetzenden Durchfällen reagiert. Das ereignet sich meistens auf Reisen, weil der Körper sich dort mit fremden Keimen auseinandersetzen muss. Vermeiden der Gefahr hilft am besten: Also nur abgekochtes Wasser oder Mineralwasser aus der Flasche trinken und dieses auch zum Zähneputzen verwenden, unbekannte Speisen meiden und Rohkost schälen.

Verstopfung ist ein verbreitetes Leiden, dem unbedingt zu Leibe gerückt werden muss. Es gibt dafür viele Ursachen: zu wenig trinken, einseitige Ernährung, zu wenig Bewegung sind die häufigsten. Eine ausgewogene Ernährung, mit viel Gemüse und – etwas weniger – Obst, ist eine gute Voraussetzung für die gesunde

Darmtätigkeit. Jedes Zuviel eines Nahrungsmittels kann Schwierigkeiten verursachen, ob es sich um zuviel Fleisch, Getreide, Zucker oder Rohkost handelt. Allerdings kann jede Nahrung beschwerdefrei den Darm passieren, wenn sie ausreichend verdaut worden ist, das bedeutet gut durchgekaut sowie im Magen, Zwölffingerdarm und Dünndarm aufgeschlossen. Selbstverständlich müssen auch Leber, Gallenblase und Bauchspeicheldrüse einwandfrei arbeiten. Probleme im Dickdarm sind oft die Folge einer schwachen Verdauungsleistung in einem der Organe des Oberbauchs. Trotzdem ist es möglich, dem Dickdarm die Arbeit zu erleichtern.

Eine behutsame Massage des Dickdarms kann bei Blähungen, Krämpfen und auch bei Verstopfung helfen. Sie ist ganz einfach durchzuführen.

Dickdarmmassage

Legen Sie sich auf den Rücken, und entblößen Sie den Bauch. Es sollte warm genug im Zimmer sein, damit Sie sich dabei auch entspannen. Stellen Sie sich den Dickdarm wie einen Rahmen vor, der Ihren Bauch umgibt. Es ist weniger wichtig, dass Sie ganz genau den Dickdarm berühren, solange Sie den Dickdarm vor dem inneren Auge behalten. Massieren Sie mit ganz weichen Fingern, wie Katzenpfötchen sollen diese auf der Bauchdecke tasten. Beginnen Sie rechts unten, oberhalb der Leistengegend, und arbeiten Sie sich behutsam nach oben, in Richtung der Rippen. Bleiben Sie immer rechts am Bauchrand. Wenn Sie unter den Rippen angekommen sind, folgen Sie dem querliegenden Dickdarm und arbeiten sich zur linken Seite hinüber. Vom linken Rippenbogen geht es dann nach unten, zunächst in Richtung der linken Leiste, dann im letzten Abschnitt leicht zur Mitte, aber doch noch linksseitig. An irgendeiner Stelle werden Sie vielleicht fühlen, dass der Darmschlauch härter ist. Massieren Sie dann vorsichtig im Kreis um diese schmerzende Stelle herum, so lange bis der Krampf sich löst. Vielleicht entweichen dabei Winde, oder Stuhldrang stellt sich ein, das wären schöne Erfolge! Bleiben Sie geduldig und locker, auch wenn Sie das Gefühl haben, dass Ihre Massage nicht gleich beim ersten Mal klappt. Sie brauchen keine Sorge zu haben, falsch zu massieren: Wahrscheinlich treffen Sie öfter mal den Dünndarm, aber der reagiert auch dankbar auf eine Massage!

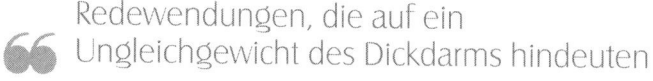

Redewendungen, die auf ein Ungleichgewicht des Dickdarms hindeuten

Nicht zu Potte/Topfe kommen; ich platze gleich; das wurmt einen; das ging in die Hose; das Herz rutscht vor Angst in die Hose; sich vor Angst in die Hose machen; »Scheiße« und alle Kombinationen mit diesem Wort; Schleimscheißer; Geldscheißer; das drückt auf den Darm

Alarmzeichen, bei denen Sie fachkundigen Rat einholen sollten

- Tagelange Verstopfung
- Durchfall, der länger als drei Tage anhält
- Durch die Nahrung nicht erklärlicher Wechsel von Verstopfung und Durchfall
- Blut und Schleim im Stuhlgang
- Pechschwarzer Stuhlgang
- Krampfartige Schmerzen mit Drang, ohne abführen zu können
- Bluten beim Abführen
- Sehr übelriechender Stuhlgang
- Schmerz im rechten Unterbauch, eventuell mit Übelkeit und Erbrechen
- Kopfschmerzen, Migräne
- Hautausschlag

Nieren, Nebennieren

Die Basisenergie der Nieren zeigt sich in der Körperkraft und Leistungsbereitschaft sowie in der sexuellen Ausdrucksfähigkeit.

Wenn die Energie der Nebennieren stark ist, wird die Kraft des Menschen durch den Alterungsprozess nur wenig vermindert.

Die spirituelle Bedeutung der Nieren und Nebennieren

Die Nieren regieren die Flüssigkeiten des Körpers als ein stilles Klärwerk. Obwohl die Entgiftungsfunktion so wesentlich ist und der Mensch zwei Nieren hat, reicht eine einzige Niere, um diese Arbeit zu leisten. Die Nierenenergie hat, neben dieser körperlichen, wichtige andere Erscheinungsformen. Sie wird in der TCM mit der Basisenergie in Verbindung gebracht, also der Lebenskraft, die aus der Erbmasse stammt. Diese kann nur gepflegt, nicht erneuert werden. Das paarige Nierensystem hat mit den Geschlechtsorganen eine gemeinsame embryologische Wurzel, weswegen auch vom Urogenitaltrakt gesprochen wird. Die Nierenenergie ist eng verknüpft mit dem sexuellen Aspekt einer Partnerschaft. Das Sprichwort »etwas auf Herz und Nieren prüfen« stellt dies bildhaft und zutreffend dar. Eine Besonderheit der Nieren ist ihre Beweglichkeit. Nur durch eine Fettkapsel am Platz gehalten, begeben sich die Nieren bei einem Substanzverlust auf Wanderschaft und zeigen damit auch die fehlende Stabilität oder die schwindende Basisenergie an. Persönliche Unterschiede offenbaren sich in der Ausbildung der Nieren, die beim Menschen so individuell verschieden sind wie nur wenige andere körperliche Strukturen. Die Basisenergie der Nieren zeigt sich in der Körperkraft und Leistungsbereitschaft, und diese Kraft hat Auswirkungen auf die sexuelle Ausdrucksfähigkeit.

Wenn die spirituelle Energie der Nebennieren gesund ist, wird die Kraft des Menschen durch den Alterungsprozess nur wenig vermindert. Die Hormone dieser kleinen Organe sind der Jungbrunnen des Körpers. Die androgenen Hormone sind nicht an die weiblichen oder männlichen Wechseljahre geknüpft und können die Jugendlichkeit und das sexuelle Lustempfinden erhalten. Die Nebennieren bilden auch die Hormone, welche unsere Leistungsfähigkeit bei Belastung garantieren, also sozusagen eine kurzzeitige Verjüngung schaffen.

Seelisch-geistige Hilfe für gesunde Nieren und gesunde Nebennieren

Totgeschwiegene Probleme in der Partnerschaft schwächen die Nierenenergie. Partnerschaftsprobleme, die zur Erkaltung der sexuellen Beziehung führen, wie es häufig in langjährigen Ehen vorkommt, sollten lieber angesprochen und so gut es geht gelöst werden, denn viele Nierenprobleme älterer Menschen haben eher hier ihre Ursache als im Organischen. Überhaupt ist es für die gesunde Nierenenergie sinnvoll, gerade mehrjährige Partnerschaften immer wieder »auf Herz und Nieren« zu prüfen, um Probleme rechtzeitig anzusprechen, aber auch, um zu sehen, ob die Beziehung sich überlebt hat und eventuell eine Trennung besser für die weitere Entwicklung wäre. Nierensteine dürfen immer als Hinweis des Körpers verstanden werden, dass Partnerschaftsfragen zu bearbeiten sind, sei es in der Gegenwart oder weil möglicherweise vergangene Beziehungen innerlich noch nicht wirklich aufgelöst wurden.

Um den Nebennieren die gesunde Funktion zu ermöglichen, für die sie geschaffen sind, nämlich den Menschen jugendlich und leistungsfähig zu erhalten, unabhängig von Lebensjahren, ist die richtige Denkhaltung die wirkungsvollste Unterstützung. Dazu gehört es, Glaubenssätze oder Überzeugungen immer mal wieder zu überdenken und eventuell neu zu definieren. Nichts von dem, was war, muss so bleiben! Leben äußert sich in unaufhörlichem Wandel und Veränderung. Wenn wir als Menschen in diesem Strom schwimmen, dann bleibt eine – altersgemäße – Jugendlichkeit lange erhalten, und das vom inneren Wesenskern aus, was viel wirkungsvoller ist als äußere Maßnahmen.

Körperliche Hilfe für gesunde Nieren und gesunde Nebennieren

Da die Nieren auch eine Entgiftungsfunktion haben, schaden hier vor allem Medikamente wie Schmerz- und Schlafmittel. Notwendige Medikamente sollten also nur solange wie unbedingt nötig eingenommen werden.

Unerkannter oder schlecht eingestellter Diabetes ist ein schleichendes Gift für die Nieren. Über den »süßen« Urin ist ja lange die Diagnose der Zuckerkrankheit gestellt worden. Also Vorsicht, wenn der Urin fruchtig, wie nach Apfelsaft, riecht! Mäßigung beim Fleischverzehr hilft, die »Gicht« und ihre sehr schmerzhaften Gelenkentzündungen zu vermeiden. In beiden Fällen brauchen Sie die Hilfe eines fachkundigen Therapeuten oder einer fachkundigen Therapeutin.

Eine ganz einfache Maßnahme, um die Reinigungsarbeit der Nieren zu unterstützen, besteht darin, ausreichend Wasser zu trinken. Zwar ist ein Zuviel an Flüssigkeit auch möglich, aber die heutigen Lebensgewohnheiten bringen eher ein Zuwenig mit sich. Zwei Liter Wasser täglich sollten es mindestens sein, dadurch kann der Entstehung von Nierensteinen vorgebeugt werden.

Die Nierenregion darf niemals auskühlen! Auch wenn das Bedürfnis nach Wärme an dieser Stelle vielleicht weniger spürbar ist: Kälte schwächt die Nierenenergie. Um die Nierenenergie zu erhalten, ist ausreichender Schlaf wichtig, außerdem ein gesunder Lebensrhythmus, der einen angemessenen Wechsel von Arbeits- und Erholungszeiten vorsieht. Je schwächer sich ein Mensch fühlt, umso wichtiger ist diese Lebensweise und umso weniger Ausnahmen dürfen gemacht werden. In Zeiten extremer Belastung, in denen solche Vorsichtsmaßnahmen nicht möglich sind, wird der Körper ohnehin von der Nierenenergie zehren, und es ist wichtig, sich zu verdeutlichen, dass es sich hier um eine nicht unbegrenzt zur Verfügung stehende, aber grundlegende Lebenskraft handelt.

Redewendungen, die auf ein Ungleichgewicht der Nieren und Nebennieren hindeuten

Nieren

Das geht an die Nieren; etwas auf Herz und Nieren prüfen; den Dingen ihren Lauf lassen; auf 180 sein; blutarm oder blutleer; eine graue Maus sein; steinreich

Nebennieren

Aus dem Jungbrunnen trinken; ein Hansdampf in allen Gassen sein; jeder Topf findet sein Deckelchen

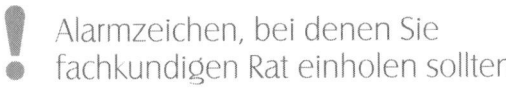 Alarmzeichen, bei denen Sie fachkundigen Rat einholen sollten

- Druckgefühl oder Schmerz im Rücken, etwa Taillengegend bis in den Lendenbereich
- Kolikartige Schmerzen im unteren Rücken
- Fieber und Rückenschmerzen, die auf eine Blasenentzündung folgen
- Bluthochdruck, kombiniert mit auffallender Blässe
- Unerklärliche Blutarmut und Antriebsschwäche
- Grauer, wie »schmutzig« aussehender Teint
- Blut im Urin, ohne Schmerzen oder Entzündung
- Ausbleibende Harnausscheidung ohne Harndrang
- Starker Harndrang, aber nur tröpfchenweise Entleerung möglich

Becken

Enddarm

Da die Entleerung des Enddarms nur in Entspannung möglich ist, wird eine regelmäßige Meditationszeit auch auf körperlicher Ebene zu einer Klärung und Reinigung führen.

Der Enddarm ist der letzte Teil des langen Verdauungs-kanals und wird den Menschen meist nur schmerzhaft oder mit Ekel bewusst. Das Kleinkind erlernt die Be-herrschung der Schließmuskeln mit einiger Mühe und wird dabei nicht selten mit dem Missfallen der Eltern und Erzieher konfrontiert, wenn ihm dies nicht gelingt. Außerdem ruft Kot Ekel hervor, obwohl der Stuhlgang des gesunden Menschen geruchlos und mit einem fei-nen gläsernen Schleimfilm überzogen ist, sodass er den Anus auch nicht beschmutzt. Die tatsächliche Beschaf-fenheit des Kots ist abhängig vom gesamten Verdau-ungskanal. Dennoch kann die Störung auch erst am Enddarm auftreten, und das ist dann eher ein in der Seele verankertes Problem.

Das Loslassen fällt vielen Menschen schwer, sie reagieren mit Verstopfung. Vergangenes, Überlebtes, Unbrauchbares loszulassen, erscheint gar nicht so schwierig, wenn es mit dem Verstand betrachtet wird. Trotzdem wird jeder Zeiten in seinem Leben kennen, in denen er zu viele alte Dinge angehäuft hat, in denen die Lebensbedingungen überlebt und unpassend ge-worden sind und auch Partnerschaft oder Freundschaf-ten nicht mehr dem gegenwärtigen Entwicklungsstand entsprechen. In allen diesen Situationen verhilft der Impuls einer ungestörten, kraftvollen Enddarmenergie, Altes auszuscheiden.

Das Gegenteil, das allzu schnelle Hinausbefördern,

der Durchfall, kann ebenfalls zu schaffen machen. Das ist so, als würden Menschen, Umstände oder Dinge, zu schnell losgelassen, bevor ihre Essenz ins Leben aufgenommen wurde. Auch das ist das Ergebnis einer bedürftigen Enddarmenergie.

Da die Entleerung des Enddarms nur in einer Entspannungsphase möglich ist, wird eine regelmäßige Meditationszeit dem Körper bei der Klärung und Reinigung helfen.

Seelisch-geistige Hilfe für den gesunden Enddarm

Rhythmische Wiederholungen im Tages-, Wochen- und Jahresablauf sind eine Wohltat für die Energie des Enddarms. Klösterliche Spiritualität lebte schon immer von der Kraft, die aus rhythmischer Wiederholung entsteht. Im 21. Jahrhundert wird dieses Eingebettetsein in Jahres- und Festzeiten oder die Ordnung eines strukturierten Tages eher als Einengung erlebt. Und starr sollte es auch gar nicht gehandhabt werden. Dem modernen Menschen der Industrienationen ist jedoch zu viel Rhythmus verlorengegangen. Oft gibt nur noch die Arbeitszeit eine Regelung des Lebens vor.

Eine gestörte Funktion des Enddarms hat häufig keine organische Ursache. Es fehlt einfach in der Gestaltung des Morgens eine entspannte, ruhige Zeitspanne, um den Stuhlreflex auszulösen. Willentlich geht das überhaupt nicht. Selbst stundenlange »Sitzungen« können die Erleichterung nicht erzwingen. Hier erlebt der

Mensch eine Machtlosigkeit gegenüber der unbestechlichen Weisheit seines Körpers. Die Steuerung lässt sich nur über den Umweg einer eigenständigen, frei entschiedenen Gestaltung des eigenen Lebens erreichen. Meditationszeiten, die regelmäßig eingehalten werden, können der erste entscheidende Schritt dahin sein.

Körperliche Hilfe für den gesunden Enddarm

Es gibt einige einfache Maßnahmen, durch die der Enddarm lange beschwerdefrei bleibt. Regelmäßige Entleerung ist die wichtigste Voraussetzung. Ballaststoffreiche Kost und reichliches Wassertrinken sowie ein Lebensrhythmus, der eben die Stuhlentleerung zu einer bestimmten Uhrzeit morgens ermöglicht, sind dafür die besten Bedingungen. Dabei sollte die Sitzung auf der Toilette nicht allzu lange ausgedehnt und Pressen oder Drücken vermieden werden. Am besten wird der Darmausgang nach dem Stuhlgang mit Wasser gereinigt, da sowohl Toilettenpapier, als auch feuchte, alkoholhaltige Reinigungstücher die empfindliche Haut schnell reizen.

Besonders gut spricht die Funktion des Enddarms auf Beckenbodentraining an. Dieses ist nicht ganz einfach zu erlernen. Diese Muskelplatte ist zwar sehr kräftig und hat die Funktion, die Organe des Beckens zu halten, sie ist aber vielen Menschen gar nicht mehr bewusst. Deshalb ist es sinnvoll, zunächst einen Kurs zu besuchen, bei dem wieder ein Gefühl für den Beckenboden geweckt wird.

Besteht bereits ein Hämorridalleiden, kann folgendes Sitzbad helfen:

Zwei Handvoll getrocknete, kleingeschnittene Eichenrinde mit zwei Liter kaltem Wasser aufsetzen und fünf Minuten kochen lassen. Jetzt eine Handvoll getrocknete Kamillenblüten zugeben und weitere fünf Minuten kochen lassen. Den Sud in eine Sitzbadewanne geben, mit so viel Wasser aufgießen wie nötig. Das Sitzbad sollte zweimal täglich für maximal zehn Minuten genossen werden.

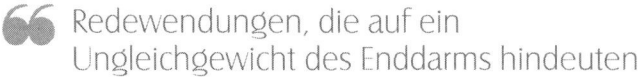

Redewendungen, die auf ein Ungleichgewicht des Enddarms hindeuten

Arschloch; den Dingen ihren Lauf lassen; jemandem hinten hineinkriechen; eine Sache aussitzen; etwas bedrückt jemanden

Alarmzeichen, bei denen Sie fachkundigen Rat einholen sollten

- Hellrotes Blut auf dem Kot
- Brennen, Schmerzen und Jucken am Darmausgang
- Hartnäckige Verstopfung
- Häufiger Durchfall
- Verstopfung im Wechsel mit Durchfall
- Etwas Kot, der unbemerkt mit einer Blähung austritt
- Wenn es unmöglich ist, den Darm zu entleeren, trotz krampfartigen Stuhldrangs

Blase

> *Die gesunde Blasenenergie verhilft zur Beherrschung der Angst und bildet die Basis für die Macht über den eigenen Körper.*

Die spirituelle Bedeutung der Blase

Darauf, dass die Blase eine energetisch bedeutende Funktion hat, weist die TCM hin: Der Blasenmeridian ist der längste und hat sehr viele Akupunktur- bzw. Akupressurpunkte, mit Auswirkung auf den gesamten Organismus. Der Blasenmeridian ist dem Wasserelement zugeordnet, das dazugehörige Gefühl ist die Angst. Darin liegt eine feine Beobachtung: Fast jeder Mensch kennt den beinahe zwanghaften Harndrang, der sich bei Aufregung oder Lampenfieber einstellt. Ursache ist das vielverzweigte Nervengeflecht, welches die Blase auf Gefühle reagieren lässt, nicht nur auf die Füllmenge des Urins, der sich in dem Hohlmuskel befindet.

Es dauert mehrere Jahre, bis das kleine Kind gelernt hat, die Schließmuskeln der Blase willkürlich zu benutzen und auch nachts »trocken« zu bleiben. Generell fällt dies Mädchen leichter. Sie beherrschen das Nervengeflecht schneller und besser, ein Vorteil, den die Natur nicht ohne Grund vergeben hat. Durch Geburten, den Druck einer gefüllten oder gesenkten Gebärmutter sowie durch die kurze Harnröhre ist die weibliche Blase gefährdeter als die männliche. Das ändert sich mit fortschreitendem Alter. Fast alle älteren Männer leiden unter einer Vergrößerung der Vorsteherdrüse (Prostata), welche die Harnröhre einengt und dadurch die Entleerung der Blase erschwert. Ab 60 Jahren gehört bei Männern und Frauen die leichte bis mittlere Inkontinenz, also die Unfähigkeit, den Harn willentlich zu entleeren, zu den häufigsten Erkrankungen. Die ersten Beschwerden dieser Art können sich aber bereits wesentlich früher, schon ab dem vierzigsten Lebensjahr, bemerkbar machen. Von den Betroffenen wird dies meist mit großer Scham und dem Gefühl tiefer Demütigung erlebt. Der willentliche Gebrauch der Schließmuskeln ist verknüpft mit der Macht über den eigenen Körper. Es ist nur ein scheinbarer Widerspruch, dass dieses ungewollte Fließenlassen mit einer Blockierung im übrigen Becken verbunden ist, welche das sexuelle Leben stört. Scheinbar schwache Menschen, darunter auch kleine Kinder, zeigen viel »Macht«, wenn sie in unpassenden Situationen plötzlich »müssen« und die Umgebung zwingen, darauf Rücksicht zu nehmen. Nächtliches Einnässen, besonders bei jüngeren Kindern, wird nicht unzutreffend mit einem Weinen der Seele beschrieben. Das gilt vor allem dann, wenn das Kind vorher bereits in der Lage war, den Urin einzuhalten.

Die gesunde Blasenenergie verhilft zur Beherrschung der Angst, die letzten Endes immer eine Todesangst ist, weil der Tod den letzten und absoluten Verlust der Kontrolle über das Leben darstellt. Gleichzeitig untermauert die gesunde Blasenkraft die Macht über den eigenen Körper, und dies bis ins hohe Alter hinein.

Bei Kindern ist es Kummer, der sie nah am Wasser bauen lässt. Auch der Ausdruck Sextanerblase weist auf kindliche Ängste hin, die sich beim Erwachsenen als Aufregung oder Lampenfieber wieder bemerkbar machen. Solche Gefühle gehören zum Leben und sind nicht wegzudrücken. Wenn sich Kummer oder Angst aber verselbstständigt haben, also gar nicht mehr im Alltag, sondern nur noch im Blasensymptom wahrnehmbar sind, dann ist es Zeit, sich intensiv mit seinen Ängsten zu beschäftigen. Wird diese Arbeit geleistet, dann reduziert sich der Druck der Blase wieder auf ein normales Maß. Kinder, die nachts oder auch tagsüber kein Wasser mehr halten können, nachdem sie die Kontrolle schon erlernt hatten, brauchen Aufmerksamkeit der Eltern und Erzieher. Oft sind es Übergänge, die das Kind noch nicht so recht verarbeitet hat: Die Mutter geht vielleicht wieder arbeiten, und das Kind solange in eine Kindergruppe, ein Baby wurde geboren, und das Geschwisterchen erfordert viel elterliche Fürsorge. Die Störung verliert sich mit einiger Geduld, liebevollem Verständnis und dem Vertrauen der Eltern in die gesunde Entwicklung des Kindes.

Blasenentzündung wirft, vor allem wenn sie wiederholt oder gar chronisch auftritt, die Frage auf, welcher Ärger da auf die Blase schlägt. Der Zorn oder Ärger wird nicht auf dem Wege geäußert, den ein erwachsener Mensch wählen sollte, durch Aussprache oder angemessenes Verhalten. Ähnlich wie das Kind, äußert die Blasenkranke (es erkranken häufiger Frauen daran), dass sie »sauer« ist, ohne es offen aussprechen zu wollen. Der erste Schritt aus der Krankheit heraus ist es also, sich seines Ärgers bewusst zu werden und nach angemessenen Ausdrucksmöglichkeiten dafür zu suchen.

Die im Alter auftretende Störung der Blasenfunktion weist auf die Grundangst des Menschen, die Angst vor dem Tod, hin. In einer Gesellschaft, die dieses Thema vermeidet, findet so leicht kein Gespräch über den Tod statt. So fällt eine spirituelle Auseinandersetzung mit der Frage, was dieses Tor aus dem irdischen Leben hinaus bedeutet, in die völlige Verantwortung des Einzelnen. Sich mit Gleichgesinnten darüber auszusprechen, was und wie die Todesnähe erlebt wird, ist die größte Hilfe, die ein greiser oder schwerkranker Mensch erfahren kann.

Körperliche Hilfe für die gesunde Blase

Die erste und einfachste Maßnahme zur Gesunderhaltung der Blase ist es, reichlich zu trinken. Je mehr Flüssigkeit die Blase durchspült, umso weniger können sich Bakterien an der Schleimhaut anheften. Selbst bei den ersten Anzeichen einer Blasenentzündung oder auch bei einem wandernden Nierenstein, der irgendwo im Harntrakt festsitzt, ist eine große Trinkmenge ein sicheres Hilfsmittel. Die Blase liebt, wie die Nieren, Wärme! Also warme Kleidung, Sitzen auf einer isolierenden Unterlage und rasch die nasse Badewäsche nach einem Aufenthalt im Freibad oder See wechseln!

Eine starke Beckenbodenmuskulatur stützt die Schließmuskeln von Blase und Enddarm und die Geschlechtsorgane bis ins hohe Alter. Das lässt sich durch Beckenbodentraining erreichen. Bevor die Übungen allein zu Hause durchgeführt werden, sollte ein Kurs dazu besucht werden.

Sind Blasenentzündungen schon wiederholt aufgetreten, hilft eine dreimonatige Trinkkur mit Preiselbeermuttersaft.

Trinkkur mit Preiselbeermuttersaft

Heilkräftig wirkt nur der Preiselbeersaft, den Sie ungezuckert und unverdünnt kaufen, achten Sie darauf! Er ist im Bioladen erhältlich. Da der Saft sehr herb und sauer schmeckt und im Kühlschrank gelagert werden muss, sollte er zur besseren Magenverträglichkeit mit warmem Wasser verdünnt werden. Geben Sie ein gut gefülltes Schnapsglas voll Saft in ein Wasserglas, füllen Sie es mit warmem Wasser auf und trinken Sie diese Mischung dreimal täglich. Wird die Kur drei Monate lang durchgeführt, hindern die sich an die Wände der Harnröhre anlagernden Gerbstoffe die Bakterien daran, zur Blase hinaufzusteigen. So entsteht ein Schutz vor Infektionen. Wer anfällig für Blasenentzündungen ist, sollte die Kur zweimal jährlich durchführen.

66 Redewendungen, die auf ein Ungleichgewicht der Blase hindeuten

Nahe am Wasser gebaut sein; sauer sein; ich platze gleich; der Ärger schlägt auf die Blase; Sextanerblase; den Dingen ihren Lauf lassen

❗ Alarmzeichen, bei denen Sie fachkundigen Rat einholen sollten

- Brennen beim Wasserlassen
- Ständiger Harndrang, aber nur tröpfchenweise Entleerung möglich
- Unwillkürlicher Verlust von Urin beim Heben, Pressen oder Niesen
- Blut im Urin, mit oder ohne Schmerzen beim Wasserlassen
- Fieber und Rückenschmerzen, die auf eine Blasenentzündung folgen

Männliche Geschlechtsorgane

Im männlichen Geschlecht offenbart sich eine vorantreibende Kraft, die neue Entwicklungen anstrebt. Der spirituelle Impuls der Männlichkeit ist geistige Initiativkraft, was im Idealfall zu einer Erneuerung des spirituellen Lebens führt.

Die spirituelle Bedeutung der männlichen Geschlechtsorgane

Spirituell gesehen, ist die Bedeutung der Geschlechtsorgane natürlich nicht allein mit der biologischen Erzeugung der nächsten Generation erschöpft. Zum einen ist der Geschlechtsakt dem Menschen als einzigem »Säugetier« auch dann wichtig, wenn keine Kinder gezeugt werden sollen. Er wird besonders intensiv erlebt, wenn Gefühle der Liebe und der persönlichen Verbundenheit beteiligt sind. Zum anderen ist der Mensch auch in der Lage, sich des Geschlechtsaktes willentlich völlig zu enthalten. Dabei ist die Hormonproduktion aber entscheidend für das Selbstverständnis des Geschlechts. Von der Geschlechtsreife an ist der Hormonspiegel beim Mann ziemlich konstant, und wann und um wie viel er abfällt, wird wesentlich von der Lebensweise und Gesamtkonstitution bestimmt. Grundsätzlich bleibt die Zeugungskraft des Mannes lange erhalten; gesunde Männer können selbst im hohen Alter noch Kinder zeugen. Aber auch die Denkweise wird vom Testosteron bestimmt – je mehr Hormon, umso klarer und strukturierter kann ein Mann denken.

Im männlichen Geschlecht offenbart sich eine vorantreibende Kraft, die neue Entwicklungen anstrebt. Diese hat beispielsweise den technischen Fortschritt zu überzeugenden Erfolgen geführt, gleichzeitig aber die Abkehr von einem Leben im Einklang mit der Natur bedeutet.

Männlichkeit mit Angriff und Macht gleichzusetzen,

ist eine Interpretation der vergangenen Jahrtausende. Vom geistigen Gesichtspunkt aus ist der Impuls der Männlichkeit mit geistiger Initiativkraft zu beschreiben, was im Idealfall zu einer Erneuerung des spirituellen Lebens führt.

So wie in der Anfangszeit unserer Entstehung, im Mutterleib, das Geschlecht eigentlich gar nicht so ausgeprägt ist, zeigt sich auch in der geistigen Entwicklung das Männliche eher als eine Färbung. Wesentlich ist die Geschlechtszugehörigkeit für das seelische Erleben. Vor allem Gefühle bestimmen ja auch den Wunsch nach Sexualität, die eine wesentliche Seite des menschlichen Erlebens darstellt.

Seelisch-geistige Hilfe für gesunde männliche Geschlechtsorgane

Die Einstellung zum eigenen Geschlecht prägt in ganz besonderem Maß die Gesundheit der Geschlechtsorgane. Nur ein Mann, der zu sich selbst und zu seinem Körper eine positive Einstellung hat, kann auch eine erfüllte Partnerschaft leben, was wiederum Voraussetzung für eine befriedigende sexuelle Beziehung ist. Und wie die eigene Sexualität erlebt wird, hat unmittelbaren Einfluss auf die Gesundheit der Geschlechtsorgane. Sitzt tief in der Seele noch die Anschauung, dass Sex eigentlich etwas Negatives ist, dann wird eine Erkrankung an dieser Stelle einen unbewussten, inneren Konflikt lösen, denn was nicht mehr geht, kann auch keine Versuchung mehr darstellen. Auch Angst vor Nähe kann zur Ursache einer Erkrankung der Geschlechtsorgane werden. Dazu kommt die Unsicherheit des Mannes im 21. Jahrhundert, der, genau wie die Frau, vor einer Neuorientierung seines Rollenbildes steht. Darin liegt die Möglichkeit zu einer großen individuellen Freiheit, aber die innere Arbeit muss eben geleistet werden. Dann wird sich die Kraft der Männlichkeit auch ein Leben lang bewahren lassen.

Andauernde Überforderung im Berufsleben und Konflikte im familiären Bereich oder in der Beziehung sind ein leider häufiges Duo, das es unbedingt aufzulösen gilt. Der Arbeitsplatz raubt jede Kraft, der Mann entfremdet sich seinen Kindern und verliert die Nähe zur Partnerin. Nichts reagiert so sehr auf die Leiden der Seele wie die Geschlechtsorgane und ihre Funktion. Je jünger der Mann ist, umso mehr wird der Schwerpunkt der Probleme hier zu suchen sein. Das Gleichgewicht zwischen Außen- und Innenleben zu finden, zwischen Nähe und Distanz, ist bestimmt eine der größten Herausforderungen der heutigen Zeit. Alles kann im Übermaß gemacht werden, die sozialen Regeln geben da wenig vor, solange der Arbeitswütige nicht ausgebrannt ist, wird schließlich sein Einsatz mit Karriereerfolgen belohnt. Privat lässt sich allerdings weniger vertuschen.

Nähe suchen und Nähe zelebrieren ist ein Weg zurück in eine Partnerschaft, die sonst schnell nur noch aus gemeinsamem Funktionieren besteht. Was zunächst vielleicht ein wenig gestellt anmutet, nämlich Verabredungen zur Gemeinsamkeit, wird nach und nach wieder einen Freiraum für die männliche Gesundheit schaffen.

Körperliche Hilfe für gesunde männliche Geschlechtsorgane

Die wichtigsten Geschlechtsorgane des Mannes befinden sich außerhalb der schützenden Bauchhöhle und sind von daher für äußere Verletzungen, Sportverletzungen oder Stürze anfällig. Fahrradfahren oder Reiten sollte vom Mann nur mäßig betrieben werden, denn dadurch wird die Qualität der Spermien beeinträchtigt und damit die Zeugungsfähigkeit.

Ein Mann, der sich seine Männlichkeit erhalten will, sollte Leitungswasser meiden! Seit mehreren Jahrzehnten nehmen die Frauen in den Industrienationen empfängnisverhütende Tabletten. Der durch die »Pille« mit Östrogenen angereicherte Urin fließt in die Kläranlagen und in das Grundwasser. Es gibt bisher keine Methode, Hormone aus dem Wasser zu filtern, und auch kein öffentliches Bewusstsein für dieses Problem. Ein Mann nimmt also im Verlauf der Jahre eine beträchtliche Menge weiblicher Hormone mit dem Leitungswasser auf. Dadurch gerät der männliche Hormonspiegel aus dem Gleichgewicht. Dieses Thema wird, wenn überhaupt, hinter vorgehaltener Hand diskutiert. Tatsache aber ist, dass mittlerweile eine große Zahl junger Männer in den Industrienationen schon unter verminderter Zeugungsfähigkeit und Potenzstörungen leidet. Solange sich keine Forschungen dieser Sache vorurteilsfrei annehmen, kann jeder Mann nur für sich selbst sorgen!

Fast jeder zweite Mann erkrankt im Verlauf der

zweiten Lebenshälfte an einer Vergrößerung der Vorsteherdrüse. Aufs ganze Leben gesehen bringt es viel, weniger Fleisch zu essen. Zwischen einem erhöhten Cholesterinwert infolge übermäßigen Verzehrs von tierischen Nahrungsmitteln und den angeschwollenen Vorsteherdrüsen besteht ein enger Zusammenhang.

Erektionsschwäche kann viele Ursachen haben. Eine Verkalkung der Blutgefäße ist häufig der Grund oder ein schlecht behandelter Diabetes. Hier hilft fachkundige, naturheilkundliche Betreuung weiter.

Organisch gesehen ist die Gesundheit der männlichen Geschlechtsorgane von der ungestörten Blutversorgung des kleinen Beckens abhängig. Alle Maßnahmen, welche die Blutgefäße gesund erhalten, gelten also ganz besonders auch für diesen Bereich. Kreuzbein, Steißbein und Schambein sowie die unteren Lendenwirbel sollten sich in der korrekten Position befinden, damit Blutgefäße und Leitungsbahnen nicht behindert werden.

Vom Gesichtspunkt der traditionellen chinesischen Medizin her kann eine Blockade in jedem Meridian eine Störung der Sexualität zur Folge haben. So ist also eine Erektionsschwäche als Symptom zu verstehen. Das Leiden kann überall im Körper zu finden sein, der den sexuellen Akt verhindert, um die Energie für andere Bereiche freizusetzen.

66 Redewendungen, die auf ein Ungleichgewicht der männlichen Geschlechtsorgane hindeuten

Kein Stehvermögen haben; einen Durchhänger haben; standfest sein; einen festen Standpunkt haben

! Alarmzeichen, bei denen Sie fachkundigen Rat einholen sollten

- Erektionsstörungen, die länger als vier Wochen andauern
- Blut im Urin
- Starker Drang, Wasser zu lassen, aber nur tröpfchenweise Entleerung möglich
- Mehrmaliges nächtliches Wasserlassen
- Geschwollener, schmerzender Hodensack
- Weiche, schmerzende und druckempfindliche Knoten in der Leistengegend
- Hautausschlag auf dem Glied
- Allgemeines Druckgefühl und (leichte) Schmerzen im Unterleib
- Schmerzen im unteren Rücken

Weibliche Geschlechtsorgane

Die weibliche Energie ist eng mit der natürlichen Ordnung der Erde und der Gestirne verbunden, sie erhält und schützt die Schöpfung und verströmt sich im Leben.

Die spirituelle Bedeutung der weiblichen Geschlechtsorgane

Die Faszination, die die Leben spendenden weiblichen Organe ausüben, reicht in die Urzeit zurück. Die Tatsache, dass ein neuer Mensch im Körper der Frau heranwachsen kann, gleicht auch einem Wunder! Es ist aber nur die äußere Erscheinung dessen, was, spirituell gesehen, die weibliche Energie für die Erde bedeutet und in die Entwicklung der Menschheit einbringen kann. In ihrem Urgrund ist die weibliche Energie eng mit der natürlichen Ordnung der Erde und der Gestirne verbunden. Im Menschen wirkt die weibliche Kraft, wenn es darum geht, die Schöpfung zu erhalten und zu schützen. Leben zu verströmen, ob durch Blut oder Milch, dem wachsenden Leben einen Raum zu gewähren, das sind weibliche Elemente.

Der weibliche Organismus ist einem hormonellen Zyklus unterworfen, der dem des Mondes gleicht. Der völlig gesunde Körper einer Frau, die im Einklang mit der Natur lebt, würde bei Vollmond den Eisprung erleben und bei Neumond die Regelblutung. Leider ist heutzutage dieses Zusammenspiel der persönlichen und der kosmischen Energie selten erhalten. Es ist nicht einfach, dieses Gleichgewicht zu bewahren. So wie der hormonelle Zyklus der Frau sich in einem unaufhörlichen Auf und Ab, einem komplizierten Wechselspiel von Hormonen zeigt, das allzu leicht gestört werden kann, so pendelt die weibliche Individualität leicht zwischen Selbstaufgabe und Selbstbehauptung. Der Ausgleich gelingt leichter nach der fruchtbaren Zeit. Es dürfte die Herausforderung eines neuen Zeitalters sein, die spirituelle Kraft, die nach der Menopause für die Frauen abrufbar wird, bewusst zu erleben und dem Leben zur Verfügung zu stellen.

Seelisch-geistige Hilfe für gesunde weibliche Geschlechtsorgane

Im Einklang mit dem eigenen Zyklus zu leben, ist das Beste, was eine Frau tun kann, um das feine Wechselspiel der Hormone im weiblichen Körper im Gleichgewicht zu halten. Das bedeutet, sich für die Zeit der Regelblutung eine Phase des Rückzugs zu gewähren, in der sich die Frau mit spirituellen Themen auseinandersetzt. Während des Eisprungs dagegen kann die Aktivität gesteigert sein.

Im Fall der Empfängnisverhütung durch Pille, Hormonspirale oder Ähnlichem muss besonders viel spirituelle Energie aktiviert werden, um ein Gefühl des natürlichen Zyklus und damit das weibliche Selbstverständnis zu bewahren – möglich ist diese Bewusstseinsarbeit aber schon.

Sich mit dem eigenen Körper im Einklang zu fühlen, ist, durch alle hormonellen Ungleichgewichte und Umstellungen hindurch, für Frauen ganz besonders wichtig. Das Ideal der jugendlichen, weiblichen Schönheit ist heutzutage allgegenwärtig, könnte aber von dem der reifen, erfahrenen und weisen Frau abgelöst werden – das wäre ein wesentlicher Schritt in Richtung Frauengesundheit! Dazu kann jede einzelne Frau beitragen, indem sie sich selbst und ihre Erfahrung schätzen lernt.

Nur eine Frau, die zu sich selbst und zu ihrem Körper eine positive Einstellung hat, wird auch eine erfüllte Partnerschaft leben, was wiederum Voraussetzung für eine befriedigende sexuelle Beziehung ist. Und wie die eigene Sexualität erlebt wird, hat unmittelbaren Einfluss auf die Gesundheit der Geschlechtsorgane.

Mütterlichkeit ist eine tiefgehende Erfahrung der Weiblichkeit. Sie ist nicht unbedingt an die Geburt leiblicher Kinder geknüpft, diese ist aber eine wesentliche Ausdrucksform des Frauseins. Ist das Erleben der Mütterlichkeit gestört, zeigt sich das oft in Erkrankungen der weiblichen Brüste.

Die vielen Erscheinungsformen eines erfüllten Frauenlebens in Einklang zu bringen, kann nur durch ein ständiges Auspendeln der jeweiligen Prioritäten erreicht werden. Darin spiegelt sich das weibliche Hormonsystem. So wie sich die erste Zyklushälfte mit der zweiten abwechselt, eine Schwangerschaft mit der Stillzeit, und die Menopause sich an die fruchtbaren Jahre anschließt, können auch die verschiedenen weiblichen Facetten gelebt werden. Gleichzeitig Karrierefrau, Mutter, Partnerin sein, ist nur kurzzeitig möglich. Nacheinander oder mit kleinen Zeitverschiebungen kann aber doch der ganze Reichtum des Frauseins ausgelebt werden.

Körperliche Hilfe für gesunde weibliche Geschlechtsorgane

Die weiblichen Geschlechtsorgane liegen in der Bauchhöhle und sind damit vor äußeren Verletzungen weitgehend geschützt. Das labile Gleichgewicht des weiblichen Hormonhaushaltes zeigt sich in einer Vielzahl möglicher Probleme der Geschlechtsorgane, von denen viele nur störend, manche aber auch gefährlich sind.

Vom Verzicht auf Nikotin profitiert der weibliche Organismus ganz besonders, da gerade Zigarettenrauchen in Verbindung mit der »Pille« und Übergewicht bzw. Bewegungsmangel die Zellgesundheit des Muttermundes gefährdet und auch Thrombosen verursacht.

Bewegung schafft ein positives Körpergefühl. Tanzen hält Frauen jung und bewahrt die weibliche Schönheit, unabhängig vom Lebensalter in Jahren. Sich eine tänzerische Ausdrucksform zu suchen, trägt also sehr viel dazu bei, jung, gesund und schlank zu bleiben.

Tee für das hormonelle Gleichgewicht

Ein ideales Heilkraut für alle Arten weiblicher Hormonstörungen ist der Frauenmantel. Kaufen Sie möglichst lose Blätter im Fachhandel, Teebeutel enthalten meistens zu wenig von dem Heilkraut. Ein starkes Heilritual würde entstehen, wenn Sie die Blätter selbst sammelten!

188

Zubereitung: einen Teelöffel getrocknete oder drei Teelöffel frische Frauenmantelblätter mit einer Tasse kochendem Wasser übergießen, etwa fünf Minuten ziehen lassen. Die Blätter entfernen und den Tee schluckweise trinken. Als Kur sollten drei Tassen täglich getrunken werden. Wenn eine Langzeitkur ratsam ist, eine Tasse täglich über mehrere Monate trinken.

 Redewendungen, die auf ein Ungleichgewicht der weiblichen Geschlechtsorgane hindeuten

Eine fruchtbare Zusammenarbeit; kein Fassungsvermögen haben; rasche Auffassungsgabe; aufnahmefähig sein; empfänglich sein; mit einer Angelegenheit schwanger gehen; himmelhoch jauchzend, zu Tode betrübt; an einer Sache ausbluten; das Ei des Kolumbus finden; Ammenmärchen erzählen bzw. glauben

Alarmzeichen, bei denen Sie fachkundigen Rat einholen sollten

- Unregelmäßige oder ausbleibende Regelblutung, länger als drei Monate
- Fleischwasserfarbener Ausfluss, der nicht versiegt
- Dauerblutungen, länger als zwei Wochen
- Blutungen nach der Menopause
- Schmerzen im Unterleib, unabhängig vom Zyklus
- Schwierigkeiten beim Stuhlgang
- Schwierigkeiten beim Wasserlassen

Knochen

Ein sinnerfülltes Leben, eine Denk-struktur, die den Sinn des Daseins zu ergründen sucht, ist die Geisteshaltung, die sich positiv auf die Stärke der Knochen auswirkt.

Die spirituelle Bedeutung der Knochen

Der Knochenmann, das Skelett mit Sense und schwarzem Mantel, ist ein im Abendland oft abgebildetes Sinnbild des Todes. Verständlich, wenn man bedenkt, dass nach dem Tod allein die Knochen jahrtausendelang überdauern. Sie sind eben aus einem äußerst stabilen Material gefertigt! Erstaunlich wiederum, wenn man sich vergegenwärtigt, wie lebendig das Knochengewebe ist. Nichts weniger als statisch, unterliegt es einem ständigen Auf- und Abbau, bildet Blut, gewährt Stütze und Halt und ist auch der Ort, wo die roten und weißen Blutkörperchen entstehen.

Damit ist unser Skelett das beste Abbild der geistigen Realität: obwohl stabil und zuverlässig in ständigem Wandel begriffen und immer lebendig. Der aufrechte Gang, den allein der Mensch in dieser Form erreicht, dankt er der Wirbelsäule und den Hüftknochen. Handwerk und Kunst ausüben, schreiben und alle die Tätigkeiten, die das Menschsein auszeichnen, sind nur durch die Beweglichkeit der Hand mit ihren vielen Gelenken möglich.

So wie im Kindesalter die Knochen erst allmählich hart werden, so erweichen sie im Alter wieder. Es ist die Schwerkraft der Erde, welche den Menschen irdisch erhält, indem sie den Knochen indirekt härtet. Das kleine Kind wird erst irdisch, und der alte Mensch macht sich bereit, die Erde wieder zu verlassen. Das zeigt sich in der geringeren Knochendichte. Der Knochen ist also

Anfang und Ende, das, was uns zum Menschen macht und das, was von unserer gegenwärtigen Inkarnation materiell gesehen übrigbleibt.

Seelisch-geistige Hilfe für gesunde Knochen

Bei Kindern sind die Knochen noch weicher als bei einem Erwachsenen. Ein gesundes Kind hat Lebenslust, bewegt sich gerne im Freien, isst ausreichend und was ihm bekommt, sodass seine Knochen sich im richtigen Maß verhärten. Die weicheren Knochen haben unter anderem den Zweck, dass ein kleines Kind bei den häufigen Stürzen, die ihm beim Klettern, Spielen und Laufen zustoßen, nur selten Knochenbrüche erleidet.

Ein sinnerfülltes Leben, eine Denkstruktur, die den Sinn des Daseins zu ergründen sucht, ist der beste Halt im Dasein, und tatsächlich wirkt sich diese Geisteshaltung auf die Stärke der Knochen positiv aus. Das gilt vor allem für die mittleren Lebensjahrzehnte, in denen ein Mensch sich tatkräftig in das irdische Geschehen einbringt.

Der alternde Mensch steht heute mehr als in früheren Jahrhunderten vor der Frage, wie er sich auf den großen Übergang in die nachtodliche Welt vorbereiten kann. Ist die Sinnsuche der mittleren Jahre missglückt, werden die Knochen im Alter leichter erkranken. Dann ist eine intensivere Bewusstseinsarbeit nötig, um das Skelett dennoch gesund zu erhalten. Die Auseinandersetzung mit dem Tod ist in unserer westlichen Kultur zu einem individuellen Weg geworden. Aber wer sich im Alter mit der geistigen Realität beschäftigt, wird seinen Knochen die notwendige Stärke geben, um aufrecht die letzten Lebensjahrzehnte zu gestalten.

Körperliche Hilfe für gesunde Knochen

Eine gesunde und ausgewogene Ernährung, vor allem im Kindes- und Jugendalter, wird viel zur lebenslangen Knochengesundheit beitragen. Wird der Säugling mehrere Monate lang gestillt, ist schon viel erreicht. Und Bewegung ist wichtig – am besten Spielen im Freien, bei Tageslicht. Da heute die Menschen Jahrzehnte älter werden als in früheren Jahrhunderten, kann es nötig sein, sich bewusst und vermehrt der Schwerkraft durch belastende Bewegung auszusetzen, um sich die Inkarnationskraft zu erhalten. Starke Muskeln bilden eine Stütze für die Knochen.

Das menschliche Skelett gleicht noch dem des Menschenaffen, nur dass der Mensch sich im Gegensatz zum Primaten ununterbrochen auf zwei Beinen bewegt. Einseitiger Belastung ist das menschliche Skelett auf Dauer nicht gewachsen. So oft wie möglich sollte deshalb zwischen Stehen, Laufen, Sitzen und Liegen abgewechselt werden.

Gelenke, die nicht korrekt positioniert sind, werden auf Dauer den Knorpel verschleißen und zur Arthrose führen. Deshalb ist die regelmäßige Unterstützung durch einen Osteopathen bzw. eine Osteopathin oder einen Chiropraktiker bzw. eine Chiropraktikerin im Verlauf der Jahre eine wirkungsvolle Investition für die Erhaltung der Knochengesundheit.

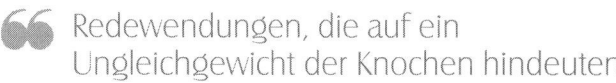

Redewendungen, die auf ein Ungleichgewicht der Knochen hindeuten

Aus Haut und Knochen bestehen; das spürt man in den Knochen; das geht durch Mark und Bein; Stein und Bein schwören; morsche Knochen haben; der Knochenmann; bis ins Mark erschüttert sein

Alarmzeichen, bei denen Sie fachkundigen Rat einholen sollten

- Nächtliche Knochenschmerzen bei Erwachsenen
- Knochenschmerzen am Morgen, die im Lauf des Tages nachlassen
- Zunehmender, heftiger Knochenschmerz nach einem Sturz oder einer Verletzung
- Gelenkschmerzen bei Belastung
- Schmerzhafte Fingergelenke
- Gelenk- und Knochenschmerzen, die bei nasskaltem Wetter zunehmen

Zähne

Die Hindernisse des Lebens beharrlich und langsam anzugehen, sie gewissermaßen zwischen den Zähnen zu zermahlen, ist die Energie, welche die Zahngesundheit erhält.

Die spirituelle Bedeutung der Zähne

Zahlreiche Redewendungen zeigen an, dass Zähne etwas mit Lebenskraft und Durchsetzungsvermögen zu tun haben. Das menschliche Gebiss ist zwar nicht so spezialisiert wie das der Säugetiere, dafür hat es aber das Überleben des Homo sapiens gesichert, weil es ihn zum »Allesfresser« befähigte. Unsere Ernährung unterscheidet sich nach Landschaft, Klima, Sitten und Weltanschauungen. Und wir können uns – fast – jeder Kostform anpassen.

Die Stellung der Zähne ist beim Menschen auch noch anders als beispielsweise bei seinem nächsten Artverwandten, dem Menschenaffen, was erst die Ausbildung der Sprache ermöglichte. Der noch zahnlose Säugling kann nicht sprechen, und der wieder zahnlose greise Mensch nuschelt und ist außerdem gezwungen, wie das Baby wieder flüssige und breiartige Nahrung zu sich zu nehmen. Außerdem fällt das Gesicht ein, da der zahnlose Kiefer schrumpft. Der zahnlose Mensch verliert an Ausdruck und Lebenskraft. In unseren reichen Ländern ist dieses Bild nicht mehr bekannt, da es möglich ist, sich mit einem Zahnersatz zu behelfen.

Zähne sind in ihrem inneren Kern sehr lebendig und deshalb so schmerzempfindlich. Außen sind sie aber mit einer fast steinharten Schicht umgeben. Wie der Stein aber weniger durch Gewalteinwirkung, als vielmehr durch den »steten Tropfen« des Wassers ausgehöhlt wird, ist es die Flüssigkeit, nämlich der Speichel und seine Zusammensetzung, die darüber entscheidet, ob die Zähne gesund bleiben und ein Leben lang halten – wozu sie vom Bauplan des Körpers geschaffen sind.

Mit dem härtesten ihm verfügbaren Stoff, dem Zahnschmelz, versucht der Körper, die Zähne zu schützen, dennoch ist das Gebiss schon immer krankheitsanfällig gewesen. Eine gute Reparatur durch den Zahnarzt kann helfen, aber nicht darüber hinwegtäuschen, dass der Kranke gerade in einer Lebensphase steckt, in dem ihm der Biss fehlt, es ihm also an der Kraft mangelt, die er brauchte, um Schwierigkeiten zu bewältigen und sich durchzusetzen.

Die Hindernisse des Lebens beharrlich und langsam anzugehen, gewissermaßen zwischen den Zähnen zu zermahlen, ist die Energie, die wiederum auch dafür sorgen wird, dass die Zahngesundheit erhalten bleibt.

Seelisch-geistige Hilfe für gesunde Zähne

Nichts repräsentiert die physische Durchsetzungskraft so sehr wie gesunde Zähne. Ist der Mensch in der Lage, sich durchzubeißen, dann kann er sich ernähren und im Notfall auch einmal die Zähne zeigen. Beim Zähnezusammenbeißen oder Zähneknirschen wird die Kraft gebremst und zum eigenen Schaden eingesetzt. Diese Durchhaltetaktiken zeigen inneren Widerstand gegen eine Situation, ohne dass der Mensch etwas daran ändert oder den Unwillen nach außen trägt. Das schadet den Zähnen! In einer Lebenslage auszuharren, obwohl Sie es nicht wollen, wird dazu führen, dass durch nächtliches Zähneknirschen allmählich der Biss verloren geht.

Zahnwurzelentzündungen können durch ihren charakteristischen scharfen und unablässigen Schmerz das Leben zur Hölle machen, bis der Zahn eben gezogen wird. In unseren reichen Ländern, wo fast perfekter Zahnersatz möglich ist, bleiben die dramatischen Folgen unsichtbar. Weder fällt das Gesicht zusammen, noch ist der Mensch danach auf breiige Nahrung angewiesen. Dennoch hat jeder gezogene oder abgeschliffene Zahn seine Auswirkung auf das Seelenleben. Der innere Kampf, der sich in den Zahnleiden spiegelt, raubt die Lebenskraft, Freude und Attraktivität. Schlechte Zähne sind also ein Alarmzeichen, etwas an der Lebensführung zu verändern. Oft verstrickt sich der Zahnkranke in unzählige Begründungen, warum es unmöglich ist, seine »Zähne zu zeigen«, bis er eben auf dem Zahnfleisch geht. Hat die Krankheit den Halteapparat erreicht, droht der Verlust des gesamten Gebisses, übler Mundgeruch und Schmerzen bei jedem Bissen sind ein deutliches Zeichen dafür, dass längst Überfälliges, quasi Verfaultes, aus dem Leben entfernt werden muss.

Eigentlich ist das Gebiss, genau wie das Skelett, dafür geschaffen, ein Leben lang zu halten. Die Kraft, die uns durch die Zähne zuteil wird, hat durchaus einen offensiven Charakter, und viele Menschen scheuen sich, soviel Aggression oder Kampfeskraft zu zeigen. Sicher geht es nicht darum, wie ein Raubtier zu reißen und zu beißen, wenn etwas nicht mehr ins Leben passt. Schrittweise, aber konsequente Veränderung ist jedoch der einzig richtige Weg, wenn es darum geht, das Gleichgewicht wieder herzustellen und den Zähnen die Gesundheit zurückzubringen.

Gesundheitliche Probleme des übrigen Organismus spiegeln sich in der Zusammensetzung des Speichels. Bleibt die gesunde Spucke weg, die eigentlich den Zahnschmelz schützen und härten soll, vollzieht sich ein schleichender Zersetzungsprozess. Ob der seelische Druck als von außen kommend erlebt wird oder ob er schon anderer Organe angegriffen hat, die nun wiederum über die Zusammensetzung des Speichels die Zähne angreifen: Es ist Zeit, zu handeln und die Durchsetzungskraft nach außen zu bringen.

Ein mutiges und energisches Herangehen an Probleme und die Bereitschaft, auch Hindernisse zu überwinden, weist der Energie den richtigen Weg und stärkt Zähne und Zahnfleisch.

Körperliche Hilfe für gesunde Zähne

Die natürliche Reinigung der Zähne geschieht eigentlich durch den Speichel. Die Speichelflüssigkeit kann sogar kleine Schäden des Schmelzes wieder ausgleichen, weil sie beim gesunden Menschen die nötigen Mineralien beinhaltet. Neue Forschung bestätigt ein altes Wissen der Naturheilkunde: Der Allgemeinzustand des gesamten Körpers beeinflusst die Zusammensetzung des Speichels. Es gibt keine Erkrankung, kein Ungleichgewicht, das sich nicht hierin spiegelte. Die Gesundheit der Zähne darf also nicht isoliert vom Körper betrachtet werden: Wurzelentzündungen, Kariesanfälligkeit oder Zahnfleischentzündung sind immer als Alarmzeichen zu werten. Die symptomatische Behandlung ist nötig, um das Gebiss zu erhalten, reicht aber keinesfalls aus. Eine sorgfältige Untersuchung durch einen erfahrenen Therapeuten oder eine erfahrene Therapeutin kann helfen, herauszufinden, welches Organ geschwächt ist.

Da eine optimale Zusammensetzung des Speichels selten ist, bleibt es ratsam, die Zähne und Zahnzwischenräume mindestens einmal täglich zu putzen. Säurehaltiges Obst weicht für kurze Zeit den Zahnschmelz auf, deshalb ist es besser, nach seinem Genuss mit dem Zähneputzen zu warten. Nach dem Verzehr von zuckerhaltigen Süßigkeiten dagegen ist rasches Säubern der Zähne sinnvoll. Es ist gut, mit einer weichen Bürste auch den Zahnhals und das Zahnfleisch zu pflegen, denn an dieser Stelle haften Bakterien besonders leicht. Auf dieselbe Weise kann dann die Zunge gereinigt werden. In der ayurvedischen Medizin wird auf morgendliche Reinigung der Zunge besonders hingewiesen, weil sich dort über Nacht Stoffwechselschlacken ansammeln.

Ausgiebiges Kauen stärkt die Zähne und den Zahnhalteapparat. Wie alle Muskeln und Bänder werden auch die des Kiefers durch Training gestärkt und besser durchblutet. Was im Mund beginnt, setzt sich fort, denn wie die Nahrung mit den Zähnen zerkleinert wird, bestimmt die Arbeit der Verdauungs- und Stoffwechselorgane. »Gut gekaut ist halb verdaut«, sagt der Volksmund dazu, und das betrifft ebenso sehr die Ernährung wie die Bewältigung von Aufgaben oder Problemen. Durch ausgiebiges Kauen werden die Verdauungsorgane des Bauchraums entlastet, und deren guter Zustand wiederum sorgt dafür, dass der Speichel die richtige Zusammensetzung behält, um die Zähne zu schützen.

Kiefergelenk entspannen

Nächtliches Zähneknirschen nutzt die Zahnoberfläche ab und ist Ursache für morgendliche Kopfschmerzen. Wer tagsüber allzu sehr die »Zähne zusammenbeißt«, sodass sich diese Anspannung nicht einmal mehr im Schlaf auflöst, dem kann dieses kleine Entspannungsritual helfen:

Setzen Sie sich bequem an einen Tisch, stützen Sie die Ellbogen auf. Legen Sie die Hände so an das Kiefergelenk, dass der Daumenballen auf dem Kieferwinkel liegt, der Daumen hinter dem Ohr, und die übrigen Finger vor dem Ohr. Üben Sie keinen Druck aus, sondern lassen Sie die Hände ganz leicht liegen. Atmen Sie tief und entspannt und spüren Sie dabei, wie sich der Kiefer immer leichter und lockerer anfühlt. Lassen Sie den Unterkiefer sinken, der Mund bleibt zwar geschlossen, aber die Lippen liegen dabei locker aufeinander.

Diese Entspannungsübung des Kiefers hilft auch bei Ohrgeräuschen.

66 Redewendungen, die auf ein Ungleichgewicht der Zähne hindeuten

Auf dem Zahnfleisch gehen; heulen und zähneklappern; daran beißt man sich die Zähne aus; jemandem den Zahn ziehen; jemandem auf den Zahn fühlen; Haare auf den Zähnen haben; die Zähne zusammenbeißen; sich durchbeißen; jemandem die Zähne zeigen; etwas zähneknirschend akzeptieren; ein steiler Zahn; Biss haben; da bleibt einem die Spucke weg

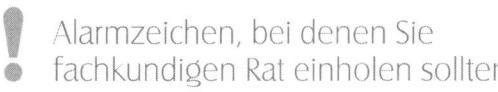

Alarmzeichen, bei denen Sie fachkundigen Rat einholen sollten

- Zahnfleisch, das bei der leichtesten Berührung blutet
- Empfindliche Zahnhälse
- Zähne, die auf warme oder kühle Temperatur schmerzhaft reagieren
- Zahnschmerzen nach dem Essen
- Geschwollene Lymphknoten unter dem Kiefer und am Hals
- Zahnschmerzen, auch wenn sie wieder abklingen
- Druckgefühl hinten im Kiefer, etwa unter den Ohren
- Plötzlich einsetzender, unerträglicher Zahnschmerz

Wirbelsäule

Der Mensch verdankt der Wirbelsäule die Aufrichtekraft. Geistig, seelisch und körperlich beweglich zu bleiben, bewahrt die Energie der Wirbelsäule.

Die spirituelle Bedeutung der Wirbelsäule

Die Aufrichtekraft verdanken wir der Wirbelsäule. Viele Redewendungen zeigen an, dass damit eine seelische Qualität verbunden ist. Aufrichtig und aufrecht durchs Leben zu gehen, ist bestimmt die menschengemäße Ausrichtung im Raum. Rückenschmerzen deuten frühzeitig an, dass ein Ungleichgewicht entstanden ist. Schmerzen im unteren Rücken verweisen auf die Last der Materie, die sich zum Beispiel in Geldsorgen und Existenzängsten äußert. Bei Schmerzen in Taillenhöhe geht es um den Verlust der Mitte, das Gleichgewicht zwischen dem äußeren und dem inneren Erleben ist gestört. Schmerzen in Schulterhöhe oder im Brustbereich der Wirbelsäule verraten etwas über die gestörte Energie der Gefühle. Bei Schmerzen der Halswirbelsäule geht es um die Beweglichkeit des Denkens. Allgemein können die Beschwerden anzeigen, dass zu wenig auf die jeweilige Qualität geachtet wird, aber auch, dass zu viel der entsprechenden Energie verbraucht wird.

Heutzutage, wo fast in jedem Beruf stundenlanges Arbeiten am PC gefordert wird, schmerzen die Wirbel im oberen Brustbereich und in der Halswirbelsäule oft, weil dabei zu wenig Gefühl und zu viel Flexibilität im Denken gefordert wird.

Die Wirbelsäule gibt Halt, aber das Gleichgewicht, das wir ihr verdanken, ist labil. Zu wenig Bewegung an einer Stelle der Wirbelsäule macht sich bald durch Schmerz oder Bewegungseinschränkung bemerkbar.

Damit ist die Wirbelsäule als Haltegerüst unseres Körpers auch das beste Abbild der geistigen Realität: immer im Fluss, niemals statisch, ohne die falsche Sicherheit, die der materielle Besitz vorgaukelt.

Nur wer geistig, seelisch und körperlich beweglich bleibt, wird die Energie der Wirbelsäule gesund erhalten. Dieses Gleichgewicht kann im Leben kein Dauerzustand sein. Wer aber aufmerksam die Empfindungen seines Körpers beobachtet, wird frühzeitig eine Fehlhaltung korrigieren.

Seelisch-geistige Hilfe für die gesunde Wirbelsäule

Bleiben Beschwerden über längere Zeit an einer bestimmten Stelle der Wirbelsäule bestehen, ist es sinnvoll, darüber nachzudenken, welche Lebensumstände sich in dieser Problematik spiegeln. Es gibt kaum einen Menschen, der nicht an einem Punkt seines Lebenslaufes die gefürchteten Kreuzschmerzen kennenlernt! Dabei zeigen sich große Unterschiede im Erleben: Während die einen an ihrem Kreuz schier zerbrechen, gelingt es anderen, sich einfach zu verbiegen. Am besten ist es zunächst, den Schmerz anzunehmen und nicht alles daran zu setzen, ihn sofort zu betäuben oder zum Verschwinden zu bringen. Der Rückenschmerz enthält eine Nachricht des Körpers, und wenn diese entschlüsselt worden ist, ist auch die Chance, dass der Schmerz vollständig abklingt, ziemlich groß.

Schmerzen des unteren Rückens plagen viele Männer, oft auf dem Höhepunkt der Karriere. Die berufliche Verantwortung lastet vor dem Ausbruch des Rückenleidens schwer und wird nur ungern getragen. Und all das Geld, welches mit der Arbeit erwirtschaftet wird, wird für den Lebensunterhalt – womöglich der Familie – verbraucht, sodass ein Gefühl des Mangels sich breitmacht, gleich, wie viel Geld zur Verfügung steht. Wenn sich dann noch Sorge um die Sicherheit des Arbeitsplatzes dazugesellt, sind Rückenschmerzen ein Indikator für die Notwendigkeit, sich mit der Frage der Existenzangst auseinanderzusetzen. Frauen können schon jung unter Schmerzen des unteren Rückens leiden, wenn die Kinder und ihre ausreichende Versorgung als zu große Last empfunden werden, welche auf das Kreuzbein drückt.

In Taillenhöhe hängen Probleme mit dem Verlust der Mitte zusammen, ein sehr weitverbreitetes Problem, da die Menschen kein Gleichgewicht mehr zwischen den von außen auf sie einstürmenden Eindrücken und der inneren Verarbeitung finden. Meist schmerzt es an dieser Stelle gar nicht, sondern es wird ein dumpfer Druck oder ein unbestimmtes Schwächegefühl empfunden. Die Lösung liegt darin, die Freizeit nicht mit Aktivitäten zu überladen, sondern sich Pausen zu verschaffen, in denen das Erlebte nachklingen kann.

Blockierungen der Wirbelsäule im Brustbereich sind heutzutage so alltäglich, dass sie fast als normaler Zustand erscheinen – das sind sie aber durchaus nicht! Schweigsam und mit innerem Groll den Buckel hinzuhalten, ist nicht die richtige Seelenstimmung. Übertriebene Forderungen dürfen und müssen abgelehnt werden, ohne dass dabei eine starre Haltung eingenommen wird. Überhaupt, je beweglicher und flexibler sich ein Mensch auf die Anforderungen des Lebens einstellt, umso geringer wirkt sich die seelische Belastung auf die Wirbelsäule aus. Die gefühlsmäßige Blockierung, die sich hier ausdrückt, kann gelöst werden, dann verschwindet der Schmerz auch in dieser Region.

Ist die Belastung auf die unteren Stockwerke der Wirbelsäule unerträglich geworden und wurde sie dort nicht gelöst, hat sich der Mensch also zu viel auf die Schultern geladen, dann entsteht die Gefahr, sich das Genick zu brechen. Wenn Schmerz und Verschleiß sich in der Halswirbelsäule bemerkbar machen, muss die Notbremse gezogen werden. Ein Bandscheibenvorfall in diesem Bereich kann den Menschen insgesamt lähmen.

Denn, so erstaunlich das vielleicht erscheint: kein Rückenproblem muss schmerzen! Da die Wirbelsäule im gegenwärtigen Stand der menschlichen Evolution eine Schwachstelle ist, hat die Weisheit des menschlichen Bauplans vorgesorgt und die Möglichkeit geschaffen, auch mit Rückenproblemen das Leben schmerzfrei und effektiv zu bewältigen.

Tatsächlich ist also der Rückenschmerz kein Anzeichen für eine unheilbare Situation, sondern ein Hinweis des Köpers, der Seele mehr Raum zu verschaffen und sich nicht an die materiellen »Notwendigkeiten« zu verlieren. Erste spirituelle Hilfe bei Rückenschmerzen liegt darin, sich seiner Lebensaufgabe bewusst zu werden und zu prüfen, ob die gegenwärtigen Arbeitsbedingungen dieser entsprechen. Wenn nicht, dann hilft langfristig eine Veränderung. Kurzfristig muss eine Verminderung der Belastung angestrebt werden, um sich Raum für eine innere, geistige und gefühlsmäßige Arbeit und damit für Heilung zu verschaffen.

Rückenschmerzen, gleich auf welcher Höhe, lösen sich auf, wenn das eigene Kreuz, also das persönliche Karma, nicht mit innerem Widerstand, sondern bereitwillig angenommen wird.

Körperliche Hilfe für die gesunde Wirbelsäule

Jede Einseitigkeit der Bewegung belastet die Wirbelsäule: zu viel Sitzen, zu viel Stehen, zu viel Liegen, zu schweres Heben. Ein bewegtes Leben mit häufigem Wechsel der Körperhaltung ist eine gute Voraussetzung, um die Gelenke der Wirbelsäule lange gesund zu erhalten.

Allerdings hängt die Schmerzfreiheit des Rückens auch vom Zustand der inneren Organe ab, von der seelischen Verfassung und der Denkhaltung. Deshalb lassen sich Rückenschmerzen durch Muskeltraining allein auch nicht beheben. Da also das Gleichgewicht immer labil bleiben wird, ist es empfehlenswert, von Zeit zu Zeit die Hilfe eines Osteopathen oder Chiropraktikers bzw. einer Osteopathin oder Chiropraktikerin in Anspruch zu nehmen: Um einen bewussten Bewegungsablauf wiederzuerlernen, eignen sich Methoden, die das Körperbewusstsein stärken, wie die Alexandertechnik oder die Feldenkraismethode. Auch Yoga

kann sich gut auswirken, allerdings ist bei bereits beste-
henden Rückenproblemen Vorsicht geboten: Manche
Übungen könnten die Beschwerden verschlimmern.
Hier ist es am besten, unter der Anleitung eines erfahrenen Übungsleiters oder einer erfahrenen Übungslei-
terin zu trainieren.

Entspannungsübung: die Wirbelsäule strecken

Diese Übung können Sie im Liegen, Stehen oder Sitzen
machen. Für den Anfang ist es vermutlich einfacher, sie
im Liegen durchzuführen, im Alltag wird das Sitzen häufig die einzige Möglichkeit sein.

Legen sie sich in bequemer Kleidung auf den Boden. Als Unterlage kann eine Decke oder der Teppich
dienen, aber keine zu weiche Unterlage, durch die Sie
die Festigkeit des Bodens nicht mehr spüren. Nur wenn
unbedingt nötig, legen Sie sich ein kleines, flaches Kis-
sen unter den Kopf. Wenn Sie nicht ausgestreckt liegen
können, stellen Sie die Beine auf.

Richten Sie sich nun gerade aus und versuchen Sie,
möglichst viel vom Boden mit dem Rücken zu spüren.
Die S-Form der Wirbelsäule macht es natürlich unmöglich, dass Sie überall flach aufliegen. Suchen Sie
trotzdem zunächst einmal so viel Bodenkontakt wie
möglich, dann bleiben Sie einfach normal liegen. Prüfen Sie nun, ob Sie gerade liegen. Wenn nicht, richten
Sie Ihren Oberkörper gerade aus. Spannen Sie den Beckenboden leicht an.

Nun stellen Sie sich vor, dass ein Zug vom Hinterkopf aus Ihre Wirbelsäule in die Länge zieht. Empfinden Sie die Dehnung und verharren Sie in diesem Zustand. Durch das Anspannen des Beckenbodens und den Zug entlang der Wirbelsäule ist eine leichte Anspannung im Körper. Atmen Sie tief ein und aus und stellen Sie sich vor, wie Sie dabei in die Länge wachsen.

Dadurch dehnen und erholen sich die Bandscheiben, und wenn Sie die Übung beherrschen, werden sich während der tiefen Atmung allmählich auch fehlstehende Gelenke wieder in ihre richtige Position begeben.

 Redewendungen, die auf ein Ungleichgewicht der Wirbelsäule hindeuten

Kein Rückgrat haben; das bricht das Genick; das bricht das Kreuz; ein schweres Kreuz tragen; den Buckel hinhalten; Hals- und Beinbruch; eine starre Haltung einnehmen; ein aufrechter Mensch; die bucklige Verwandtschaft; sich verbiegen; Aufrichtigkeit; sich zuviel auf die Schultern laden; Hexenschuss

Alarmzeichen, bei denen Sie fachkundigen Rat einholen sollten

- Schmerzen in Arm oder Hand, mit Bewegungs-schwäche
- Schmerzen im Bein, mit Bewegungsschwäche
- Unerträglicher Schmerz im unteren Rücken, der in keiner Körperhaltung abklingt
- Unerträglicher Schmerz im unteren Rücken mit Läh-mungserscheinungen in Bein und Blase
- Taubheitsgefühl in Arm oder Bein
- Migräneartige Kopfschmerzen
- Kopfschmerz mit Schwindel nach einem Unfall
- Ein »steifer« Hals
- Dumpfe Schmerzen im unteren Rücken

Arme, Hände

Um selbstständig das Leben »in die Hand« zu nehmen, sind Arme und Hände unentbehrlich. Sie ermöglichen die menschlichen Tätigkeiten.

Die spirituelle Bedeutung der Arme und Hände

Der Mensch gebraucht seine oberen Gliedmaßen nicht für die Fortbewegung oder als Stütze, von einer kurzen Übergangsphase als »Krabbelkind« abgesehen. Damit unterscheidet sich der Homo sapiens von allen anderen Säugetieren. Vielmehr ermöglichen Arme und Hände die menschlichen Tätigkeiten: Handwerk und Kunst sind ohne die feine Beweglichkeit der Hände unmöglich, das Heben von Lasten und schwere Arbeit ebenfalls. Die zahllosen Aktivitäten, die mit der Hand ausgeführt werden, sind so unterschiedlich wie die Menschen: massieren oder Holz hacken, Klavier spielen, auf einer Computertastatur schreiben, einen Säugling versorgen oder eine Waffe führen.

Mit den oberen Gliedmaßen ergreift der Mensch das irdische Leben und gestaltet die praktische Seite seines Daseins. Das geht vom derben »Zupacken« bis zum »Herantasten«. Dabei wirken beide Arme und Hände zusammen. Nicht einmal Essen oder Trinken wären ohne Hände möglich. Für die Funktion des Körpers sind Arme und Hände nicht unbedingt nötig, aber um Mensch zu sein und selbstständig das Leben in die Hand zu nehmen, sind sie unentbehrlich.

(Siehe Biwer, Anne L.: Handlesen. Auch für Kinderhände. Schirner Verlag, Darmstadt 2007.)

Seelisch-geistige Hilfe für gesunde Arme und Hände

Bei Armen und Beinen prägt die jeweilige Seite auch die besondere Symptomatik. Mit einer Hand allein sind viele Bewegungen gar nicht auszuführen, deshalb behindert auch die Einschränkung nur eines Arms oder einer Hand. Die rechte Seite stellt die mehr nach außen gerichtete Komponente des menschlichen Seelenlebens, nämlich die männlich-väterliche, dar. Umgekehrt sind im linken Arm und in der linken Hand die mehr nach innen gerichteten Seelenbewegungen und der weiblich-mütterliche Anteil der Person zu erkennen. Damit lässt sich schon grundsätzlich etwas über die Ursache eines Problems herausfinden, welches die oberen Gliedmaßen betrifft. An welcher Stelle ein Schmerz sitzt, entschlüsselt die Botschaft des Körpers noch genauer.

Haben Sie jemandem die kalte Schulter gezeigt, oder ist Ihnen selbst eine solche Gefühlskälte zugefügt worden? Dann können Schmerzen in der Schulter bis zur Steifigkeit auftreten. Genauso unangenehme Folgen wird es haben, wenn etwas auf die leichte Schulter genommen, also die eigene Kraft überschätzt oder die Anforderung nicht ernst genug genommen wurde. Schmerzhafte oder entzündete Ellbogen verweisen auf zu schwache oder zu offensive Durchsetzungsversuche. Ohne die Hand werden wir vollends handlungsunfähig, also ist es ratsam, bei einer Erkrankung, welche die Beweglichkeit der Hand einschränkt oder unmöglich macht, wirklich innezuhalten und uns eine Auszeit zu gönnen. Mit einer kranken Hand hat der Mensch nichts mehr zu geben, er hat sich bereits vollständig verausgabt. Der Aufruf, für sich selbst zu sorgen, ist dann so deutlich, dass er nicht mehr überhört oder übergangen werden kann, aber wenn die Pause bewusst genutzt wird, dann wird mit der Heilung der Hand auch ein Heilungsprozess in den Beziehungen eingeleitet werden, welche Auslöser des Schmerzes waren.

Körperliche Hilfe für gesunde Arme und Hände

Zu wenig Bewegung schwächt die Kraft des Arms, da diese hauptsächlich über die Muskeln entsteht. Um die oberen Gliedmaßen gesund und leistungsfähig zu erhalten, ist es wichtig, dass die Muskeln des Schultergürtels geschmeidig und kräftig sind. Das ist bei der heutigen Lebens- und Arbeitsweise nur durch harmonisierende und stärkende Übungen möglich.

Allerdings: Um die Schultern entspannt nach hinten, unten, außen fallen zu lassen, was ihrer natürlichen Position entspricht, muss der Beckenboden kräftig sein. Beckenboden und Gesäßmuskeln sind dazu da, das Körpergewicht zu tragen. Sind diese Muskeln schwach, verlagert sich der Stützpunkt des Körpers zum Schultergürtel, was dort unweigerlich zu Verspannungen führt. Daraus folgt, dass hier nur eine Bewegungskunst, die das gesamte Gleichgewicht des Körpers berücksichtigt, weiterhilft, etwa Qi Gong, Tai Chi, Yoga, Pilates oder orientalischer Tanz.

Da fast alle Übungen die Hand nicht ausreichend berücksichtigen, hier eine kleine Trainings- und Massageanleitung für die Hände.

Handgymnastik und Massage

Machen Sie alle Übungen etwa fünfmal.
Kreisen Sie mit den Handgelenken, erst nach innen, dann nach außen.

Bilden Sie eine Faust und spannen Sie sie kräftig an. Lösen Sie die Faust wieder und öffnen Sie die Hand, spreizen Sie die Finger so weit ab wie möglich.

Bilden Sie eine lockere Faust, und öffnen Sie diese nach und nach, indem Sie jeden Finger einzeln beugen und strecken. Erst mit der einen, dann mit der anderen Hand.

Zur Massage brauchen Sie ein wenig Handcreme oder Körperöl.

Massieren Sie das Handgelenk mit leichtem Druck von der Außen- zur Innenseite. Folgen Sie mit leichtem Druck dem Verlauf der Mittelhandknochen, bis sie zunächst zum kleinen Finger kommen. Umfassen Sie den Finger an beiden Seiten und massieren Sie ihn mit leichtem Druck von der Fingerwurzel bis zur Fingerkuppe. Führen Sie das mit jedem einzelnen Finger durch.

Massieren Sie dann mit leichtem, kreisendem Druck die Mitte des Handtellers. Vergrößern Sie die Kreise, bis der gesamte Handteller massiert ist. Streichen Sie zum Abschluss leicht die Finger aus.

Massieren Sie beide Hände und legen Sie sie dann für zehn Minuten »in den Schoß« oder legen Sie sich hin und lassen die Hände neben dem Körper ruhen.

Redewendungen, die auf ein Ungleichgewicht der Arme und Hände hindeuten

Schulterschluss; jemandem die kalte Schulter zeigen; etwas auf die leichte Schulter nehmen; jemandem unter die Arme greifen; jemanden auf den Arm nehmen; Ellenbogen zeigen; Handlungsfreiheit; etwas in die Hand nehmen; von der Hand in den Mund leben; handlungsunfähig sein; Hand in Hand gehen; etwas unter der Hand regeln; lange Finger machen; man reicht den Finger, und er/sie nimmt die ganze Hand; etwas brennt auf den Nägeln

❗ Alarmzeichen, bei denen Sie fachkundigen Rat einholen sollten

- Schmerzen im Handgelenk mit Kribbeln und Taubheit
- Schmerzen im Arm mit Schwächegefühl
- Schmerzen beim Anheben des Arms
- Schmerzen im Ellbogen bei Bewegung
- Unerträglicher Schmerz im linken Arm mit Atemnot und Brustschmerzen
- Schmerz im rechten Arm mit Druckgefühl im rechten Oberbauch, unter dem Rippenbogen
- Schmerzende, heiße Gelenke

Beine, Füße

Durch die Beweglichkeit der unteren Gliedmaßen werden wir frei, können Orte, die uns schaden, verlassen, und solche, die uns guttun, aufsuchen.

Die spirituelle Bedeutung der Beine und Füße

Durch die Beweglichkeit der unteren Gliedmaßen werden wir frei, selbstständig und unabhängig, wie auch die Redewendung »auf eigenen Beinen stehen« beschreibt. Unbedingt nötig ist diese Bewegungsfreiheit für den menschlichen Körper nicht. Ohne funktionstüchtige Beine ist das Überleben sogar ein wenig leichter, als wenn die Hände oder Arme fehlen.

Gleichgewicht und stabiler Stand des Körpers werden wesentlich vom Hüftgelenk bestimmt. Dieses große Gelenk funktioniert so gut, dass es kaum ins Bewusstsein der Menschen dringt. Der Kniefall oder das Niederknien ist in fast allen Kulturen eine Demutsgeste, die Königen oder einem als allmächtig erlebten Gott erwiesen wurde. In einer Kultur, welche Demut oder Unterwerfung als Schwäche bewertet, ist es jetzt meist der Sport – der immer größere Kraft und Macht verleihen soll –, welcher die Knie in Mitleidenschaft zieht.

Das Fußgewölbe bildet an seiner Sohle den gesamten Körper ab, eine Erkenntnis, welche in der Fußreflexzonenmassage umgesetzt wird. Der Fuß ist einzigartig, sehr stabil gebaut und wenig anfällig für Verletzungen. Bis ins hohe Alter trägt die verhältnismäßig kleine Fußsohle den menschlichen Körper und auch zusätzliche, geschulterte Lasten. Im Zusammenspiel der vielfältigen Organe und Strukturen des menschlichen Körpers zeigen sich die Füße sowohl unauffällig als auch »selbstlos« im Dienst einer wichtigen menschlichen Fähigkeit: dem aufrechten Gang. Für gewöhnlich erhält der Fuß besondere Pflege erst dann, wenn er sich durch Schmerzen bemerkbar macht. Eine weise innere Haltung wäre es, Gesundheit und Leistungsfähigkeit der Füße jeden Tag zu würdigen!

Seelisch-geistige Hilfe für gesunde Beine und Füße

Bei den Beinen prägt die jeweilige Seite wie bei den Armen auch die besondere Symptomatik. Die rechte Seite steht für die nach außen gerichtete männlich-väterliche, die linke für die nach innen gerichtete weiblich-mütterliche Komponente des menschlichen Seelenlebens.

Ein Kleinkind bei seinen unermüdlichen Gehversuchen zu beobachten, ist ein beeindruckendes Erlebnis: Jedes gesunde Kind erlernt das Stehen und Gehen. Würden wir auch als Erwachsene mit einem solchen Feuereifer an neue Herausforderungen herangehen, gäbe es kaum ein Scheitern! Selbstständig zu laufen ist mit Freiheit gleichzusetzen. Entsprechend ist die schwerste Strafe, die einem Menschen zugefügt wird, das Einsperren, der Verlust der Bewegungsfreiheit. Kinder, die sich freudig bewegen, entwickeln ihre Lernfähigkeit, Erwachsene, die viel laufen, bewahren sich ihre geistigen Fähigkeiten und erhalten Gelenke, Muskeln, Herz und die inneren Organe gesund. Die unteren Gliedmaßen machen uns also frei und ermöglichen ein Gefühl körperlicher Unabhängigkeit. Was an geistiger Kraft verloren geht, wenn ein Mensch gelähmt oder gehbehindert ist, lässt sich auch durch spirituelle Gedankenarbeit zurückgewinnen, allerdings nur mit einem beträchtlichen Einsatz.

Wie ein Mensch geht, verrät viel über seine Art, sich dem Leben zu stellen, ob leichtfüßig tanzend, beschwingt, mit schlotternden Knien, mit einem Klotz am Bein oder auf zu großem Fuß.

Kaum eine Redewendung oder ein Sprichwort bezieht sich auf das Hüftgelenk. Dabei ist es das größte Gelenk des menschlichen Körpers, aber seine Arbeit wird uns, solange es gesund ist, nicht bewusst. Umso dramatischer ist hier eine Verletzung oder Beschädigung, weil vom Hüftgelenk das Gleichgewicht des Stehens und Gehens unmittelbar betroffen ist. Hüftprobleme sind Hinweise auf die Schwierigkeit, einen sicheren Stand im Leben zu finden und dieses Gleichgewicht dann auch zu halten.

Knieprobleme zeigen Angst und ein Gefühl der Ohnmacht, zuweilen kompensiert durch einen übertrieben nach außen gezeigten »Stolz«. Fußschmerzen sind ein Zeichen der Stockung, es geht nicht mehr vorwärts in der Entwicklung, aus Angst, den Boden unter den Füßen zu verlieren. In beiden Fällen besteht die Hilfe darin, Sicherheit und Zuversicht aus dem eigenen Wesenskern schöpfen zu lernen. Ein erster Schritt dazu sind Affirmationen, die innerlich leise oder auch laut gesprochen werden, sobald sich Ängstlichkeit und düstere Stimmung im Gemüt breitmachen. (Siehe Kapitel »Leichte, vorübergehende Erkrankungen«.)

Vorausgesetzt, die Gelenke sind in der exakten Position, bleiben Beine und Füße durch Laufen gesund und kräftig. Ein mäßig schnelles Gehen entspricht dem Körper am besten, komplizierte Bewegungsabläufe sind nicht erforderlich. Haben sich aber bereits Haltungsfehler eingeschlichen oder knackt und schmerzt ein Gelenk des Beins nach dem Laufen, dann ist es sinnvoll, so bald wie möglich einen Osteopathen/eine Osteopathin oder einen Chiropraktiker/eine Chiropraktikerin aufzusuchen, der oder die die Gelenke überprüft und gegebenenfalls behandelt.

Modische Schuhe sind leider selten der Fußform angepasst. Hohe Absätze, spitz zulaufende oder zu enge Schuhe schaden dem Fußgewölbe und sollten nur wenige Stunden getragen werden.

Legen Sie beim Sitzen die Beine hoch, statt sie herabhängen zu lassen! Damit wird der Rückfluss des Blutes, der gegen die Schwerkraft erfolgt, erleichtert. Und da kalte Füße über die Reflexzonen den gesamten Organismus beeinträchtigen, sind warme Fußbäder nicht nur eine angenehme, sondern sogar eine heilsame Maßnahme. Eine Fußreflexzonenmassage können Sie sich selbst auf einfache Weise beim Barfußlaufen verschaffen. Ideal ist dafür der Spaziergang mit bloßen Füßen am Strand, wo die Füße durch den feuchten Sand bei jedem Schritt massiert werden. Barfußlaufen im taunassen Gras ist auch eine gute Möglichkeit. Wichtig:

dabei bei jedem Schritt den Fuß abrollen lassen. Befindet sich in erreichbarer Nähe ein »Barfußpfad«, sollten Sie diesen unbedingt einmal entlangwandern (z. B. den Barfußpfad in Bad Sobernheim). Ein strammer Marsch über Lehm, Wasser, Sand, Blätter, Rinde und Erde kann so manches Unwohlsein durch die Massage der Fußreflexzonen verschwinden lassen.

Heilende Fuß- und Zehenbewegungen

Die Zehenmuskeln sind nicht besonders kräftig und werden dazu noch wenig bewegt. Hier folgt eine einfache Bewegungsübung, mit der Sie einem schmerzhaften »Hallux valgus«, dem Abknicken des Großzehengrundgelenks nach innen, vorbeugen können. Selbst wenn der Zeh schon schmerzt, hilft das kleine Muskeltraining. Vorausgesetzt allerdings, Sie üben täglich!

Ziehen Sie Schuhe und Strümpfe aus und machen Sie zuerst ein kleines Aufwärmtraining: Gehen Sie etwa dreißig Schritte auf den Fersen, dann auf den Ballen. Anschließend laufen Sie auf der Innenkante des Fußes, dann auf der Außenkante. Nach einigen Wochen können Sie die Schrittzahl erhöhen oder sie zu Beginn verringern, wenn Sie Schmerzen dabei empfinden. Zum Abschluss laufen Sie dreißig Schritte, indem Sie ganz bewusst den Fuß von der Ferse zur Spitze hin abrollen.

Jetzt bleibt der Fuß auf dem Boden, Sie können dabei sitzen oder stehen. Spreizen Sie nun den großen Zeh zur Innenseite des Fußes ab, in Richtung des gegenüberliegenden Fußes. Sie werden vermutlich zwei

Wochen brauchen, bis der völlig ungeübte Muskel ihrem gedanklichen Befehl gehorcht. Versuchen Sie es täglich, legen Sie den Finger gegen den Zeh, um den Impuls zu verstärken. Sie können auch zu Beginn den Zeh passiv in die gewünschte Richtung bewegen, dabei werden Sie spüren, wie groß der mögliche Bewegungsumfang ist!

Sobald Sie den Muskel willentlich bewegen können, beginnen Sie mit dem richtigen Training. Steigern Sie die Bewegung von zehn auf fünfzig Mal. Sie werden die heilsame Wirkung schon bald spüren.

 ## Redewendungen, die auf ein Ungleichgewicht der Beine und Füße hindeuten

Auf eigenen Beinen stehen; von Kindesbeinen an; Stein und Bein schwören; das hat Hand und Fuß; Hals- und Beinbruch; das geht durch Mark und Bein; einen Klotz am Bein haben; was man nicht im Kopf hat, hat man in den Beinen; mit schwingenden Hüften laufen; in die Knie gehen; Knie heilt nie; einen Kniefall machen; jemanden beknien; jemandem schlottern vor Angst die Knie; auf zu großem Fuß leben; leichtfüßig sein; den Boden unter den Füßen verlieren

! Alarmzeichen, bei denen Sie fachkundigen Rat einholen sollten

- Schmerzen im Bein mit Kribbeln und Taubheit
- Schmerzen im Bein mit Schwächegefühl
- Schmerzen beim Anheben des Beins
- Schmerzen im Bein mit Taubheit, Schwächegefühl und Problemen beim Wasserlassen
- Schmerzen in der Hüfte bei Belastung
- Schmerzen im Knie bei Belastung
- Schmerzende, heiße Gelenke
- Fersenschmerz

Flüssigkeiten

Blut

Das Blut garantiert die menschliche Wärme und Energie, es ist Sinnbild und Voraussetzung für Leidenschaft und Liebe und bildet die irdische Basis für den Ausdruck des menschlichen Wesenskerns.

Blut, Leben, Leidenschaft und Feuer – das sind Gedankenverbindungen, die in jeder spirituellen Richtung auftauchen. Das Blut garantiert die menschliche Wärme, es ist Sinnbild und Voraussetzung für Leidenschaft und Liebe. Viele Redewendungen verdeutlichen, dass Blut und Energie gleichbedeutend sind. Rudolf Steiner, Begründer der anthroposophischen Medizin, bezeichnet Blut als das »Organ«, das unserem ureigenen Persönlichkeitsanteil, dem »Ich«, die Verkörperungsmöglichkeit bietet[*].

Das Blut ist Teil des ewigen Wassers, immer im Fließen, aber innerhalb enger Grenzen müssen die Daseinsbedingungen für das Blut konstant bleiben. Dazu gehört auch die Kraft, mit der es durch die Adern rauscht: Zu hoher Blutdruck ist gefährlich, zu niedriger kann die Lebensfunktionen erheblich behindern. Kleine Verschiebungen der Blutzusammensetzung haben sofort Auswirkungen auf das Befinden.

Eisen spielt übrigens eine wesentliche Rolle für den roten Blutfarbstoff und die Bildung der roten Blutkörperchen. Aus Eisen wurden die Schwerter geschmiedet, und das Schwert ist heute ein spirituelles Sinnbild der scharfen Gedankenkraft. Fehlt Eisen im Körper,

---

[*]   »Nun wissen Sie, dass das Blut der äußere materielle Ausdruck ist des Ich.« Steiner, Rudolf: Natur und Geistwesen. Ihr Wirken in unserer sichtbaren Welt. Darin: Vortrag in Stuttgart vom 11.2.1908. © Rudolf Steiner Nachlassverwaltung, Dornach. Rudolf Steiner Verlag, Dornach 1999

ist Blutarmut die Folge, und der ganze Mensch wird schwach. Zu viel rotes Blut allerdings verstärkt die Erdenschwere ins Krankhafte, dann vermag der Mensch sich nicht mehr ausreichend mit geistigen Themen zu beschäftigen.

Das Blut kann tatsächlich als eigenständiger Organismus innerhalb des menschlichen Körpers betrachtet werden. Die »Kampftruppen«, die weißen Blutkörperchen, stellen in ihrer Spezialisierung und Schlagkraft jede Kriegsarmee in den Schatten. Es gibt keine Erkrankung, die nicht mithilfe der weißen Blutkörperchen besiegt werden könnte! Das vermehrte Auftreten weißer Blutkörperchen im Blutbild ist das sichere Anzeichen dafür, dass der Körper seine Selbstheilungskraft mobilisiert hat!

Seelisch-geistige Hilfe für gesundes Blut

Da das Blut und seine Zusammensetzung entscheidend für die Heilung von Krankheiten sind, folgt hier eine Visualisierungsübung, die als regelmäßige »Vorsorgebehandlung« sehr nachhaltig wirkt. Jedenfalls ist es immer dann, wenn Sie sich unwohl fühlen, oder auch, wenn eine unbestimmte Angst vor Krankheit Sie plagt, der richtige Zeitpunkt, diese Übung durchzuführen. Insbesondere dann, wenn Sie bereits krank sind, verhilft das tägliche Visualisieren zu einer rascheren und nachhaltigen Genesung!

Sorgen Sie dafür, dass Sie ungestört bleiben, und setzen oder legen Sie sich entspannt hin. Die Körperhaltung ist nicht entscheidend, wichtig ist nur, dass Sie gleichzeitig entspannt, aber geistig wach die folgenden inneren Bilder erzeugen können.

Schließen Sie die Augen und stellen Sie sich das weitverzweigte Netz der Blutgefäße vor. Es gleicht einer Landkarte mit erst breiten, dann immer schmaler werdenden Straßen und schließlich kleinsten Wegen, die bis in die entlegensten Teile des Körpers wie zum Beispiel Finger- und Zehenspitzen führen. Dann betrachten Sie das strömende Blut, wie es erst frisch und mit Sauerstoff angereichert vom Herzen wegpulsiert und schwer und dunkel zurückgepumpt wird. Verfolgen Sie weiter die Entstehung des Bluts im Knochenmark, und lenken Sie dabei Ihre Aufmerksamkeit auf die weißen Blutkörperchen. Betrachten Sie, wie die T-Lymphozyten und die B-Lymphozyten von ihrer Ausbildung zurückkehren und sich zusammen mit den Kollegen der Abwehr in den fließenden Blutstrom einreihen. Für die weißen Blutkörperchen können Sie ein Bild wählen, das Sie besonders überzeugt: Eine Möglichkeit wäre, sich die Leukozyten in der Rüstung der Tempelritter vorzustellen, mit einem großen F, T oder B auf dem weißen Mantel (für Fresszellen bzw. Phagozyten, T-Leukozyten und B-Leukozyten). Eine moderne Variante wären außerirdische Kampftruppen, die ebenfalls in strahlendem Weiß aufmarschieren sollten.

Stellen Sie sich nun eine Kommandozentrale in Ihrem

Kopf vor, die wiederum auf Ihren Befehl reagiert, und jetzt die Kampftruppen auf Kontrollgang schickt. Die Fresszellen beseitigen, wie eine Müllabfuhr, sofort den gröbsten Dreck, indem sie deutlich sichtbare Zellreste und andere Abfallstoffe auffressen. Sie werden begleitet von einer Abordnung T-Zellen, die kranke Zellen markieren, damit sie von den Fresszellen erkannt und vernichtet werden. Die B-Zellen fahnden unterdessen nach bekannten Krankheitserregern und machen diese sofort mit einem genau passenden Antikörper unschädlich. Eine Sondertruppe von T-Zellen beruhigt allergische Reaktionen.

Folgen Sie den »weißen Rittern« durch den gesamten Körper. Gelegentlich werden Sie selbst spüren, wo eine Verstärkung gebraucht wird, und können die Abwehrzellen dahin lenken. Manchmal aber werden Sie auch überrascht sein, wo in Ihrem Körper die Abwehr besonders viel zu tun hat.

Wenn die Arbeit getan ist, rückt die Spezialeinheit aus: Die Killerzellen durchkämmen den gesamten Körper nach verborgenen oder übersehenen, kranken Stellen. Sie erkennen entartete Zellen und solche, die von sich tarnenden Viren befallen sind, und vernichten diese sofort.

Atmen Sie nun tief durch und geben Sie der Kommandozentrale im Kopf das Signal zum Ende des Einsatzes. Fühlen Sie, wie ein Strom helles, warmes Licht den Körper durchflutet. Tatsächlich gibt es auch jetzt immer noch einige wenige kranke Zellen, die übersehen wurden. Wenn diese vom göttlichen Licht umspült werden, sprengen sie ihre eigene Begrenzung und kehren freiwillig ins Licht zurück.

Atmen sie noch einmal tief durch und verharren Sie noch einige Minuten in der Versenkung. Sie werden bemerken, dass jede Krankheitsangst Sie verlassen hat und Sie sich gesund und kräftig fühlen.

Körperliche Hilfe für gesundes Blut

Blut ist immer ein Spiegel des gesamten körperlichen Zustands. Ernährung, chronische Krankheiten oder vorübergehende Infekte, hormonelle Schwankungen, Außentemperatur oder körperliche Anstrengung: All das hat Einfluss auf das Blut. Es ist das Blut selbst, welches für den Ausgleich im Körper sorgt, und es lässt sich darin nur indirekt beeinflussen.

Ausreichend trinken und ausgewogene Ernährung helfen aber dem Blut bei seiner Aufgabe, die Gesundheit des Körpers zu erhalten.

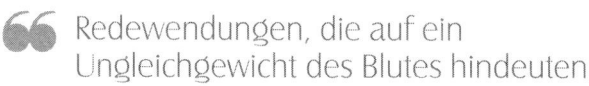 Redewendungen, die auf ein Ungleichgewicht des Blutes hindeuten

Ein blutleerer oder blutarmer Mensch; blutige Tränen weinen; ein Vollblutmensch; die Sache ist in Fleisch und Blut übergegangen; Blut schwitzen; eisern sein; Blut ist dicker als Wasser; Blut riechen; das macht böses Blut; für etwas bluten müssen; ein blutiger Anfänger sein;

das Blut gefriert in den Adern; die Sache liegt jemandem im Blut; jemanden ausbluten lassen; jemanden bis aufs Blut aussaugen; jemandem blutet das Herz; ruhig Blut bewahren

❗ Alarmzeichen, bei denen Sie fachkundigen Rat einholen sollten

- Unüberwindliche Müdigkeit mit Blässe
- Eine Verletzung, aus der stoßweise hellrotes Blut strömt
- Blutgefärbter Urin
- Bluten beim Stuhlgang
- Bluterbrechen
- Ein anschwellendes, sich blau verfärbendes Bein
- Ein plötzlicher, scharfer Schmerz, danach Lähmung und Kältegefühl an dieser Stelle
- Jede Blutung – außer der regelmäßigen Menstruation – aus einer Körperöffnung
- Zunehmende Schwäche, auch ohne Schmerz oder Blässe

Milz

> *Die Milz ist die letzte Bastion der Abwehr. Ihre wichtige Aufgabe bleibt unbemerkt, weil sie die Gesundheit selbst ist.*

Im Alltagsbewusstsein der Menschen spielt die Milz keine Rolle, allenfalls als Ursache für störendes Seitenstechen. Trotz der wichtigen Funktion für das Immunsystem, wird sie auch von der westlichen Schulmedizin nicht als wichtig oder gar lebenswichtig erachtet.

In der TCM wird das gänzlich anders gesehen. Hier wird die Milz dem Element Erde zugeordnet, wenn auch, leicht irreführend, von »Milz-Bauchspeicheldrüse« (bzw. »-Pankreas«) gesprochen wird. In der antiken chinesischen Medizin wird von der Milz gesagt, dass sie den Eingeweiden den Lebensatem spende, dass sie der Ursprung der Baucheingeweide sei, und dass sie das Zentrum des Menschen reguliere.

Die wichtigste Funktion der Milz ist gewiss die, dass sie Feinde erkennt und bekämpft, wenn diese schon an Territorium gewonnen haben, also wenn Bakterien oder Viren schon in der Blutbahn zirkulieren. Denn die erste Abwehrstation ist das Lymphsystem, hier sollten die Gefahren gebannt werden. Gut, dass das menschliche Immunsystem noch ein zusätzliches mächtiges Sicherheitsnetz hat, nämlich die Filterstation der Milz.

Das Blut arbeitet unentwegt zum Wohl des ganzen Organismus und wird von der Milz beschützt und gesäubert. Die Milz selbst hat keine Instanz mehr, die sie bei ihrer Arbeit unterstützt, sie ist die letzte Bastion der Abwehr. Weich und für sich selbst nicht mit der Fähigkeit zur Wundheilung ausgerüstet, zeigt sich die

Milz als ein »selbstloses« und bescheidenes Organ. Ihre wichtige Aufgabe bleibt unbemerkt, weil sie die Gesundheit selbst ist.

Seelisch-geistige Hilfe für die gesunde Milz

Die beste Hilfe, die Sie Ihrer Milz auf der spirituellen Ebene geben können, ist es, dieses Organ und seine Arbeit in einer Meditation bewusst wahrzunehmen.

Meditation

Legen Sie sich bequem hin und achten Sie darauf, dass die Taille nicht durch einen Gürtel, Rock- oder Hosenbund eingeengt wird. Wer einmal Seitenstechen hatte, wird wissen, wo sich die Milz befindet: links, unterhalb des Rippenbogens, eher hinten. Es ist aber nicht so wichtig, dass Sie ganz genau wissen, wo die Milz liegt. Wichtiger ist, sich das Organ und seine Energie bildlich vorzustellen. Schließen Sie die Augen, legen Sie eine Hand auf die linke Seite in Taillenhöhe, dort, wo Sie die Milz vermuten. Die Milz besteht aus weißen und roten Anteilen, betrachten Sie mit dem »inneren Auge«, wie diese ein Muster bilden. Visualisieren Sie das Blut, das durch die Milz fließt, wie es zuweilen zurückgehalten und dann wieder freigegeben wird, ganz so wie der Blutkreislauf es gerade erfordert. Überalterte Blutplättchen werden herausgefiltert. Die Abwehrzellen der Milz kontrollieren, ob Krankheitserreger zirkulieren und machen diese unschädlich. Wenn Sie ein deutliches Bild der Milz in Ihrem inneren Bewusstsein haben, tauchen Sie das Organ in ein warmes, gelbes Licht und spüren Sie, wie wohltuend das wirkt. Halten Sie diesen Zustand so lange wie möglich in Ihrem Bewusstsein wach. Wenn die Meditationszeit beendet ist, nehmen Sie die feine, stärkende Energie, die sie in Ihnen geschaffen hat, mit in den Alltag.

Körperliche Hilfe für die gesunde Milz

Die Milz liegt gut geschützt im Bauchraum, sodass nur ein erheblicher Druck von außen sie verletzen kann. Dann allerdings gibt es keine Möglichkeit, die – starke – Blutung zu stillen, das Organ muss operativ entfernt werden, damit der Mensch nicht an einer inneren Blutung stirbt. Seitenstechen links bei körperlicher Belastung deutet darauf hin, dass die Milz angeschwollen ist und gerade einen intensiven Abwehrkampf führt. Dann sollte nach der Ursache geforscht werden, um die Arbeit der Milz unterstützen zu können.

Da die Milz ein Abwehrorgan ist, wird sie dauernd mit Krankheitserregern konfrontiert. Ein entsprechendes Verhalten bei Infekten wird sie in ihrer Arbeit unterstützen: Bettruhe bei erhöhter Temperatur oder Fieber und mäßige Schonung bei anderen Infekten. Auf keinen Fall darf man sich während einer viralen oder bakteriellen

Infektion, auch wenn sie leicht verläuft, körperlich anstrengen.

Als Organ des chinesischen Elements Erde spricht die Milz gut auf eine regelmäßige Lebensführung, ausgewogene Schlaf- und Wachphasen und geregelte Mahlzeiten an.

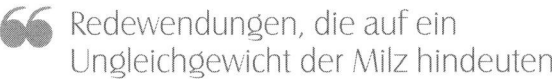

Redewendungen, die auf ein Ungleichgewicht der Milz hindeuten

Abwechselnd rot und blass werden; heute rot – morgen tot; an die linke Seite kommen; Seitenstechen; etwas mit links schaffen; jemanden links liegen lassen; mit sich kämpfen

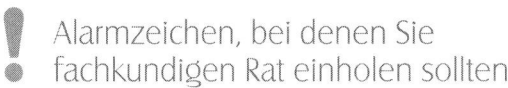

Alarmzeichen, bei denen Sie fachkundigen Rat einholen sollten

- Häufiges Seitenstechen bei Bewegung
- Seitenstechen bei Bewegung, das nicht mehr abklingt
- Druckschmerz seitlich im linken Oberbauch
- Verminderte Immunabwehr, erhöhte Infektanfälligkeit

Lymphe

Durch das Lymphsystem und dessen Fähigkeit, das unbekannte Gewässer unseres Körpers zu reinigen, bewahrt der Mensch seine Formkraft und Gestalt.

Die spirituelle Bedeutung der Lymphe

Der Mensch besteht zum überwiegenden Teil aus Wasser – und das Lymphsystem ist die Kläranlage, um es klar und lebendig zu erhalten. Wie bei vielen lebenswichtigen Vorgängen, bleibt auch dieser Prozess unbewusst. Wahrgenommen wird nur ein Versagen des Lymphsystems. Das offenbart sich zunächst in einem allgemeinen Unwohlsein, dann in Schwellungen und schließlich in schweren Erkrankungen.

Das Lymphsystem verbindet den Menschen mit einer früheren Daseinsform: dem Urmeer und dem unbekannten, tiefen Wasser. Was wissen wir schon von der Flüssigkeit im Zellraum oder gar von der im Zellzwischenraum? Von den stillen Kämpfen, die unser Immunsystem mit den trüben Gewässern in den Lymphbahnen und -knoten für uns führt?

Das Lymphsystem ist nicht zu ersetzen. Kann es seiner Aufgabe nicht mehr nachkommen, führt dies innerhalb weniger Stunden zum Tod. Glücklicherweise geschieht das nur sehr selten, aber schon das teilweise Versagen des Abflusssystems erzeugt große Schwellungen, der Körper verliert seine Form. Das Lymphsystem und dessen Fähigkeit, auch unbekannte Gewässer unseres Körpers zu reinigen, bewahrt also dem Menschen die geformte Gestalt.

Die Lymphe bewegt sich gegen die Schwerkraft, also von unten nach oben, von den Füßen zum Oberkörper. Auch das venöse, verbrauchte, sauerstoffarme Blut hat diese Fließrichtung. Die Ausnahme bildet hier der Kopf: Der Abfluss der reinigenden Flüssigkeit aus dem Haupt ist für den Menschen sehr wichtig, weshalb die Weisheit des Körpers diesen Prozess nicht einem solchen Widerstand aussetzt, Lymphe und venöses Blut fließen vom Kopf abwärts. Eine Wasserbewegung gegen die Schwerkraft gibt es auch in der Natur: Quellen schießen aus dem Wasserbecken tief unten in der Erde nach oben. Quellwasser ist ein Synonym für klares, frisches Wasser. Die Lymphe dagegen erfüllt ihren Zweck nur dann, wenn sie alle Abfallstoffe des Körpers aufnimmt und umwandelt und dabei dickflüssiger, unreiner und schwerer wird. Dass dies ein Vorgang ist, der einer geistigen Kraft entspringt, zeigt sich darin, dass er sich unabhängig von der Anziehungskraft der Erde vollzieht. Die Arbeit der Lymphe, die sich mit der des verbrauchten Blutes verbindet, ist so lebenswichtig, dass es mehr als sinnvoll ist, diesen normalerweise unbemerkt ablaufenden Vorgang in einer Meditation mit dem Bewusstsein zu beleuchten und dadurch zu stärken und zu unterstützen.

Meditation

Für diese Meditation ist es am besten, sich aufrecht hinzusetzen. Sollten Sie dies aus gesundheitlichen Gründen nicht können, so meditieren Sie im Liegen, bis Sie sich besser fühlen und sich hinsetzen können.

Schließen Sie die Augen und atmen Sie einige Male tief ein und aus. Stellen Sie sich das weitverzweigte Lymphsystem vor: Die kleinsten Leitungen beginnen blind an den Körperaußenflächen, dann fließt der Strom zu immer größeren Bahnen zusammen. Überall verteilt finden sich im Körper Lymphknoten, in denen die Abwehrzellen aktiv Krankheitserreger bekämpfen. Im unteren Bauchraum liegt ein großes Sammelbecken, von da fließt die Lymphe in einem großen Kanal in der Mitte der Brust nach oben unter das linke Schlüsselbein, wo es in den venösen Blutfluss mündet. Vom Kopf her finden Sie dasselbe System, viele Leitungen, Knoten und dann die Einmündung unterhalb des rechten Schlüsselbeins. Prüfen Sie, ob Sie an irgendeiner Stelle eine Stockung des Flusses erkennen – das wird immer irgendwo der Fall sein. Unterstützen Sie den Lymphfluss dann an diesem Punkt mit einem Lichtstrom, der sich von unten, aus der Erde, durch Ihre Füße nach oben in den Körper bewegt. Dieser Lichtstrom fließt nicht kontinuierlich, sondern sprudelt wie eine Quelle. Verharren Sie bei diesem wohltuenden Gefühl, spüren Sie, wie die Lymphe alle Schlacken und Entzündungsstoffe des Körpers entfernt, wie sich Ihre Gestalt dadurch strafft und formt, und beenden Sie die Meditation, indem Sie die Lymphe, getragen von dem aus der Erde empfangenen

Lichtstrom, unter den Schlüsselbeinen in die Blutbahn einmünden lassen.

Körperliche Hilfe für die gesunde Lymphe

Alles, was die Aufwärtsbewegung der Lymphe fördert, unterstützt den gesunden Fluss des Körperwassers. Dazu gehört Bewegung, insbesondere im Wasser, wie Schwimmen oder Wassergymnastik. Die Auseinandersetzung mit Infekten oder Entzündungen gehört zur Alltagsarbeit des Lymphsystems, unter Extrembedingungen kann es aber zu Stauungen kommen. Ausreichendes Trinken sowie eine möglichst fettarme Ernährung können dann die Lymphe unterstützen. Meiden Sie so gut wie irgend möglich Giftstoffe in der Ernährung, als Genussgift oder in der Umgebung. Bedenken Sie, dass das Lymphsystem schon unter »normalen« Bedingungen sehr viele Abfallstoffe zu entsorgen hat, wie viel mehr also bei einer Erkrankung oder Entzündung!

Fehlstellungen des linken und auch des rechten Schlüsselbeins müssen immer korrigiert werden, weil hier sonst der Abfluss der gesamten Lymphe behindert wird! Ein erfahrener Chiropraktiker oder Osteopath bzw. eine erfahrene Chiropraktikerin oder Osteopathin kann hier weiterhelfen.

Eine Trinkkur mit abgekochtem, heißem Wasser ist eine wirkungsvolle Selbsthilfe. Sie stammt aus der ayurvedischen Tradition, lässt sich ganz einfach und bei Bedarf auch zeitlich unbegrenzt durchführen. Die Trinkkur regt die Entwässerung an, ohne zu belasten.

Trinkkur mit heißem Wasser

Lassen Sie das Wasser einmal aufkochen und dann zehn Minuten in einem offenen Topf gerade unter dem Siedepunkt köcheln. Kalk, Schwermetalle und andere Schadstoffe setzen sich dabei am Topfboden ab. Das Wasser schmeckt nach der zehnminütigen Kochzeit leicht süßlich. Eine eher bittere Geschmacksnote würde darauf hindeuten, dass die Kochzeit noch nicht ausreicht. Das Wasser wird in eine Thermoskanne gefüllt und schluckweise über den Tag verteilt getrunken. Ein halber Liter dieses Wassers genügt!

Diese Kur ist billig, problemlos durchzuführen und hilft, den Körper zu entschlacken.

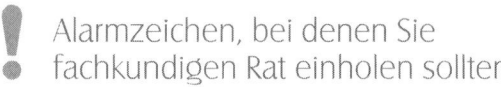

Redewendungen, die auf ein Ungleichgewicht der Lymphe hindeuten

Das Wasser steht jemandem bis zum Hals; Blut ist dicker als Wasser; Wasser unter dem Kiel haben; das war ein Schuss ins Wasser; nahe am Wasser gebaut haben; kein Wasser halten können; Wasser hat keine Balken; über das Wasser laufen; auch nur mit Wasser kochen; ein Sprung ins kalte Wasser; jemandem nicht das Wasser reichen können; im trüben Wasser fischen

Alarmzeichen, bei denen Sie fachkundigen Rat einholen sollten

- Stark vergrößerte, schmerzende Lymphknoten
- Wochenlang schmerzlos vergrößerte Lymphknoten
- Angeschwollene Handgelenke oder Füße
- Ein angeschwollenes Bein, das auch über Nacht seinen Durchmesser nicht verringert
- »Wassereinlagerung« im gesamten Körper mit unüberwindlicher Schwäche
- Ein deutlich erkennbarer, leicht erhobener, roter Strang, der sich von einem Entzündungsherd fortentwickelt.

Liquor

Lebendig und stetig fließt das »Wasser des ewigen Lebens« durch den Körper und bringt die Gesundheit dorthin, wo sie gebraucht wird.

Die spirituelle Bedeutung des Liquors

»Und der Geist Gottes schwebte über den Wassern.« (1 Mos 1,2)

Lebendig und stetig fließt das Wasser des Liquors, wie ein Tropfen des ewigen Lebens, durch den Körper. Bisher ist vor allem die Funktion im Kopf und für das Gehirn erforscht. Dr. Andrew Taylor Still, Begründer der Osteopathie, erkannte in der Gehirnflüssigkeit die »Apotheke Gottes«. Er bezeichnete sie auch als die Quelle des Lebens, deren Versiegen zu einem unwiderruflichen »Verdorren« der Gesundheit führen müsse.[*] Der Liquor bringt die Gesundheit selbst in den Körper, und zwar dorthin, wo sie gebraucht wird.

Seelisch-geistige Hilfe für den gesunden Liquor

Durch folgende Visualisierungsübung lässt sich viel für den ungehinderten Fluss des Liquors erreichen. Voraussetzung dafür ist allerdings die Fähigkeit, Bilder im Bewusstsein entstehen zu lassen und zu erleben, sie konzentriert zu betrachten und die Ausdauer, die Übung über einen längeren Zeitraum auch regelmäßig durchzuführen.

---

[*] Still, Andrew T.: Das große Still-Kompendium. Die Philosophie der Osteopathie. 2. Aufl. Jolandos, Pähl 2005

Kindermund tut Wahrheit kund: ein Sprichwort, dass sich auch hier bewahrheitet. Kinder zeigen sich einen Vogel, wenn sie sich nicht gut finden, und mit dem »Wandervogel« – von links nach rechts – zeigen die Kinder an, dass jemand total »plemplem« ist. Tatsächlich ist der Liquorfluss, der statt von oben nach unten von rechts nach links verläuft, ein gestörter, bei dem sich der Mensch sehr unwohl, irgendwie »außer sich« fühlt. Und die Gesamtheit der Ventrikel, durch welche der Liquor fließt, hat die Form eines Vogels mit weiten Schwingen, sodass wir also wirklich auch einen Vogel im Kopf haben!

Sorgen Sie dafür, dass Sie etwa zehn Minuten ungestört sind. Setzen oder legen Sie sich bequem hin und schließen Sie die Augen. Stellen Sie sich den Vogel vor, der in Ihrem Haupt die Schwingen ausbreitet. Der schmale Vogelkopf reicht in die Stirn, die breiten Schwingen liegen seitlich der Schläfen an in Richtung Hinterkopf, der Rumpf führt in die Tiefe des Kopfes nach hinten in Richtung des Genicks. Die Beine hängen herunter, fast bis zur Halswirbelsäule

Der Vogel bewegt sich harmonisch und majestätisch, in einem fast tänzerischen Ablauf. Erst schlägt er die Flügel, dann neigt er den Kopf, schließlich vollführt er eine elegante Bewegung mit dem Rumpf, dem ein Nachzittern der Beine folgt. Es ist eine Choreographie des Lebens, mit der das Wasser bewegt wird, und am Ende jedes Zyklus strömt das Wasser den Rückenmarkskanal hinab und von da aus durch den gesamten Körper. Genießen Sie diese wunderbare Vorstellung, und spüren Sie, wie mit dem Wasser Sie Gesundheit, Lebenskraft und Freude durchströmt.

Atmen Sie noch einmal tief ein und aus und öffnen Sie die Augen, um die Übung zu beenden.

Körperliche Hilfe für den gesunden Liquor

Sowohl die kraniale Osteopathie, als auch die sogenannte kraniosakrale Therapie, die sich als Teilbereich der osteopathischen Behandlung etabliert hat, bieten eine wichtige und schonende Behandlungsmöglichkeit auch bei schweren Erkrankungen, da sie den Fluss des Liquors beeinflussen und normalisieren. Um dem heilsamen Nervenwasser sein gesundheitsförderndes und -erhaltendes Fließen zu ermöglichen, ist die fachkundige Behandlung durch einen erfahrenen Therapeuten die beste Methode. Immer dann, wenn ein Gesundheitsproblem als chronisch oder gar unheilbar gilt, ist es weise, diese Hilfe zu suchen.

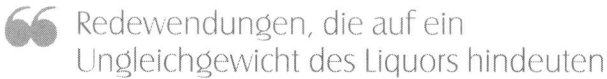

Redewendungen, die auf ein Ungleichgewicht des Liquors hindeuten

Jemandem das Wasser abgraben; stille Wasser gründen tief; mit allen Wassern gewaschen sein; der Krug geht solange zu Wasser, bis er bricht; bis dahin fließt noch viel Wasser den Fluss hinunter; kein Wässerchen kann ihn/sie trüben; jemandem das Wasser abdrehen; gesund wie ein Fisch im Wasser; ein Schlag ins Wasser; einen Vogel haben

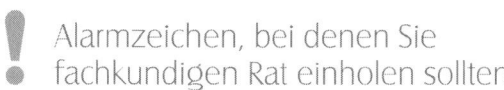

Alarmzeichen, bei denen Sie fachkundigen Rat einholen sollten

- Eine klare Flüssigkeit, die aus Nase oder Mund abfließt
- Fieber mit Rückensteife und Bewusstseinsverlust
- Unerträgliche Kopfschmerzen, die an Intensität zunehmen
- Übergroßer Kopf eines Säuglings, der noch an Umfang zunimmt

Alternative Heilverfahren

In der Naturheilkunde wird jede Schwäche bzw. jedes Leiden als eine Erkrankung des gesamten Organismus angegangen. Diese Erkenntnis ist keineswegs neu, Hippokrates (ca. 460–377 v. Chr.), der berühmte antike Arzt, beschrieb es so: »Krankheiten überfallen den Menschen nicht wie ein Blitz aus heiterem Himmel, sondern sind die Folgen fortgesetzter Fehler wider die Natur.«* Der Gegensatz zwischen dem naturheilkundlichen, ganzheitlichen Ansatz für die Behandlung von Krankheiten und der sogenannten wissenschaftlichen Schulmedizin ist eine Erfindung der Neuzeit, wie dieser Ausspruch beweist. Im Interesse des Patienten sollte dieser Gegensatz überwunden werden. Es sieht aber ganz so aus, als ob die Initiative dazu nur vom Kranken selbst ausgehen kann. Um als mündiger Patient selbst Entscheidungen darüber treffen zu können, wie Ihr Leiden behandelt werden soll, stelle ich Ihnen hier die bekanntesten Methoden der Naturheilkunde vor.

Dabei gibt es, je nach Heilkunst, die verschiedensten Behandlungsansätze, obwohl die Ursachenforschung sich durchaus deckt.

---

* Aus dem sog. Corpus Hippocraticum, das Hippokrates von Kós zugeschrieben wird.

Klassische Homöopathie

Die Homöopathie wurde von dem genialen Arzt, Chemiker und Schriftsteller Samuel Hahnemann (1755–1843) entwickelt. Sie hat die weitere Entwicklung der Naturheilkunde nachhaltig beeinflusst, oft wird sie geradezu als Inbegriff der Naturheilkunde betrachtet. Möglich war diese Entwicklung durch die Lücke, die der Dreißigjährige Krieg und die nachfolgenden »Hexenverbrennungen« in Mitteleuropa gerissen hatten. Als Hexe oder Hexer wurden insbesondere alle diejenigen angeklagt, die nach den alten Traditionen heilten. Mit dem Mord an diesen Menschen ging auch das Wissen der traditionellen abendländischen Medizin verloren. Danach waren nur noch an den Universitäten ausgebildete Ärzte zugelassen, die durch Aderlass, Abführmittel und Trinkverbot die Patienten schwächten. Unhygienisch durchgeführte Operationen und gefährliche Arzneien taten ihr Übriges. Alle Erneuerungsversuche der Heilkunde sind vor diesem Hintergrund zu verstehen.

Getrieben von seinem Wunsch, zu forschen und Neues zu entwickeln, und von der Notwendigkeit, seine große Familie zu ernähren, führte Hahnemann ein ruheloses Leben mit vielen Ortswechseln innerhalb des damals noch in viele Einzelstaaten geteilten Deutschen Reiches. Geld verdiente er auch durch Übersetzungen anderer medizinischer Werke in verschiedene Sprachen. Seine Forschungen führten ihn von der Untersuchung eines gegen Malariafieber üblichen Mittels zu jener Erkenntnis, welche die Homöopathie geprägt hat: dass Gleiches mit Gleichem zu heilen sei. Dabei entspricht also das ausgewählte Heilmittel dem Leiden bzw. würde bei einem gesunden Menschen vergleichbare Krankheitssymptome hervorrufen. Er formulierte das so: »Ein Arzneimittel, welches in großen Dosen krankmacht, kann in kleinen Dosen als Heilinformation wirken und so die Unordnung im Organismus beseitigen. Eine solche homöopathische Arznei kann Störungen wandeln und in körperliche, seelische und geistige Heilung führen.«[*]. In langjährigen Selbstversuchen fand Hahnemann Bestätigung für seine Theorie, in späteren Jahren kamen immer neue Bausteine hinzu. Wesentlich ist bis heute die Herstellung der Arzneimittel, welche durch Verreibungen oder Verschüttlungen immer weiter verdünnt werden, bis von der Grundsubstanz chemisch nichts mehr nachzuweisen ist. Dabei kommt es zu der erstaunlichen Tatsache, dass gerade diese Hochpotenzen wirksamer sind als die niedrigen Verreibungen, insbesondere, wenn es auch um den seelischen Aspekt der Krankheit geht. Nach und nach erreichte Hahnemann Anerkennung seiner Heilweise, wurde aber von seinen »wissenschaftlichen« Kollegen immer wieder scharf angegriffen. Er selbst scheute harte, akademische Auseinandersetzungen keineswegs. Hier liegt der Grundstein für die Polarisierung, die sich bis zum heutigen Tag fortsetzt. Die sogenannte wissenschaftliche Medizin lehnt Homöopathie als Hokuspokus ab, die Homöopathen haben ebenfalls keine

---

[*]   Hahnemann, Samuel: Organon der Heilkunst. Marix, Wiesbaden 2005

Wertschätzung für die schulmedizinisch arbeitenden Kollegen. Die Homöopathie fand schon zu Lebzeiten Hahnemanns in Amerika und vielen anderen Staaten eine große Anhängerschar. Samuel Hahnemann starb hochbetagt in Paris. Seine Vitalität, Schaffenskraft und geistige Regsamkeit bewahrte er sich bis zu seinem Tode. Nach achtundvierzigjähriger Ehe Witwer geworden, heiratete er mit achtzig Jahren eine fünfundvierzig Jahre jüngere Frau, eine französische Malerin. Diese Ehe hielt bis zu Hahnemanns Tod. Obwohl sie in Deutschland entstand, fehlt hier bis heute die Anerkennung und öffentliche Würdigung der Homöopathie. Die naturwissenschaftliche medizinische Schule hat sich durchgesetzt, Homöopathie ist von den Universitäten verbannt und wird von den Krankenkassen meistens nicht erstattet, obwohl die Methode bei Erfolg viel preiswerter ist als die Behandlung mit chemisch hergestellten Arzneien oder auch Operationen. Bis zu dem Tag, an dem die Wirksamkeit der potenzierten Arzneien auch mit naturwissenschaftlichen Experimenten nachgewiesen werden kann, dürfte sich an dieser bedauerlichen Tatsache nichts ändern. Wenn aber das Arzneimittel passend ausgewählt wird, dann spricht der Heilerfolg für sich. Die klassische Homöopathie hat sich entsprechend auch weltweit durchgesetzt und findet in anderen Staaten und auf anderen Kontinenten mehr Anerkennung als im Geburtsland Hahnemanns.

Die homöopathische Behandlung unterscheidet sich ziemlich grundsätzlich von der Vorgehensweise, die Sie von einem konventionell arbeitenden Hausarzt kennen. In einer umfangreichen Anamnese listet der Homöopath die Symptome des Patienten auf und sucht das Mittel aus, dessen Arzneimittelbild dem Krankheitsbild am ähnlichsten ist. Das aktuelle Gesundheitsproblem ist demnach nur eines unter vielen Symptomen, behandelt wird die Gesamtkonstitution. Potenzierung, Häufigkeit der Arzneimittelgabe und weitere, danach notwendige Mittel werden dem Heilungsverlauf angepasst. Homöopathische Heilmittel werden nicht nur aus Pflanzen, sondern auch aus Metallen, tierischen Substanzen oder sogenannten »Nosoden«, also verdünnten Krankheitserregern hergestellt. Die schier unglaubliche Fülle an Symptomen und die Vielzahl der Mittel stellt dabei für den Therapeuten oder die Therapeutin eine echte Herausforderung dar. Umfangreiches Wissen und Intuition sind dabei wesentliche Voraussetzungen für die Mittelwahl. Mittlerweile gibt es auch Computerprogramme, welche Nachschlagen und Wissen ersetzen wollen, was nicht immer von Vorteil ist. Passt das Mittel und ist es richtig dosiert, kommt es zu spektakulären Heilerfolgen, andernfalls geschieht nichts oder das Mittel passt halbwegs, und entsprechend langsam nur findet dann eine Besserung des Befindens statt.

Da es am Anfang der Behandlung zu den sogenannten Erstverschlimmerungen kommen kann, also einer vorübergehenden Verschlechterung des Zustands, die insbesondere dann auftritt, wenn der Mensch sehr krank ist und das Mittel genau passt, sollte eine homöopathische Konstitutionsbehandlung mit Hochpotenzen nur von einem geschulten Therapeuten bzw. einer geschulten Therapeutin durchgeführt werden.

Der Begründer dieser Heilweise ist der Arzt Wilhelm Heinrich Schüßler (1821–1898). Er stammte aus ärmlichen Verhältnissen und konnte daher keine höhere Schule besuchen. Autodidaktisch erlernte er sehr viele Sprachen, bis hin zum Sanskrit. Er verdiente seinen Lebensunterhalt zunächst mit Sprachunterricht, ein älterer Bruder ermöglichte ihm schließlich durch finanzielle Unterstützung das Medizinstudium. In nur zweieinhalb Jahren erwarb sich Schüßler in Paris, Berlin, Prag und Gießen die nötigen Kenntnisse und den Doktortitel. Um zum Staatsexamen zugelassen zu werden, musste er in seiner Heimatstadt aber noch die Abiturprüfung ablegen, die der »Herr Doktor« ebenfalls mit Auszeichnung bestand. Zu Beginn seiner Laufbahn widmete sich der hochbegabte Arzt ganz der Homöopathie. Diese Wissenschaft war damals noch im Aufbruch. Neben der Kritik aus den Reihen der Schulmedizin, gab es auch Kontroversen innerhalb der homöopathischen Ärzteschaft, die nicht jede neue Entdeckung Hahnemanns bereitwillig aufnahm. Dr. Schüßler betrieb eigene Forschungen mit einem damals noch ganz neuen Zweig der Wissenschaft, der Biochemie der Zelle. 1873 veröffentlichte er erstmals einen Artikel über seine Forschungen, was ihm heftige Angriffe von Seiten der homöopathischen Ärzte einbrachte. Schließlich distanzierte sich Schüßler völlig von der Homöopathie. Als Grundlagenwerk seiner Mineralstofftherapie gilt bis heute sein Buch »Abgekürzte

Therapie«. Schüßler sah die Ursache jeder Krankheit in einem Fehlen von Mineralstoffen innerhalb der Zelle. Seine zwölf biochemischen Salze sollen dem intrazellulären Milieu einen Anreiz liefern, diese Mineralstoffe wieder aufzunehmen. Deshalb ersetzen die Mineralsalze nach Schüßler auch nicht eine gesunde Ernährung. Heilung über Mineralsalze war ja nichts Neues, jede Badekur arbeitete nach diesem Prinzip. Das besondere ist zunächst die Aufbereitung der Mineralstoffe in Dezimalverreibungen. Die verwendeten Potenzierungen sind relativ niedrig. Was die Potenzierung der Arzneimittel angeht, sind alle Naturheilkundler des 19. Jahrhunderts der genialen Erfindung Hahnemanns gefolgt. Der grundlegende Unterschied zur Homöopathie, die ja auch die von Schüßler gewählten Mineralstoffe als Arzneimittel kennt, liegt darin, dass, während Hahnemann nach dem Ähnlichkeitsprinzip heilte, Schüßlers Therapie darauf hinausging, die fehlenden Salze zu ergänzen. Er formulierte das so: »Das Fehlen von Mineralien – den Lebenssalzen – hat funktionelle Störungen zur Folge, die durch gezielten Ausgleich der fehlenden Mineralien zur Heilung führen.«[*] Schüßler erkannte vorherrschenden Mineralstoffbedarf an der Symptomatik des Patienten und an gewissen Mangelerscheinungen des Antlitzes. Er wollte der Fülle der homöopathischen Arzneimittel mit seinen gerade einmal zwölf Salzen ein leicht verständliches Volksheilmittel entgegensetzen, was ihm auch gelang. Bald erfreute sich die Schüßler-

---

[*] Schüßler, Wilhelm H.: Eine Abgekürzte Therapie. 25. Aufl. 1898, Nachdruck wzg verlag, Dormagen

Therapie einer außerordentlich großen Beliebtheit. Das Wissen und die Kenntnis, wie man damit umzugehen habe, wurden in »Biochemischen Vereinen« verbreitet, die sich nicht nur in Europa, sondern auch bis Indien, Australien und in die USA ausbreiteten. Nach Schüßlers Tod fanden seine Schüler noch 12 weitere Mineralien, die sogenannten biochemischen Ergänzungssalze. Mitte des 20. Jahrhunderts geriet die Schüßlersalzkur aber immer mehr in Vergessenheit, nur eingeweihte Heilpraktiker und Heilpraktikerinnen kannten noch deren Wirkungsweise. Die Schüßlersalze wurden lediglich als Sonderform der homöopathischen Mittel verstanden, was weder den Begründer, noch die frühen Homöopathen gefreut hätte. Berechtigterweise erlebt dieses Volksheilmittel jedoch gerade wieder eine bemerkenswerte Verbreitung. Einiges hat sich aber geändert: Dr. Schüßler verordnete seinen Patienten nach einer Antlitzdiagnostik und Anamnese ein einziges Salz. Die Einnahme des Salzes hatte solange zu erfolgen, bis die Krankheitssymptome völlig abgeklungen waren. Einen Therapiefehler hielt Dr. Schüßler nur für möglich, wenn das Lebenssalz nicht lange genug eingenommen wurde. Genügte es Dr. Schüßler noch, ein einziges Salz zu verordnen, um die Heilung seiner unzähligen Patienten zu erreichen, so ist es heute üblich, mehrere Salze gleichzeitig und auch höhere Dosierungen einzunehmen. Die Schüßler-Mineralsalztherapie ist wirksam, sie hat keine Nebenwirkungen und ist auch für Kinder sehr gut verträglich. Das macht sie für eine Laienanwendung besonders geeignet. So war sie ja auch gedacht. Allerdings sollte sich jeder Mensch, der sich mit diesen

Salzen selbst behandeln will, doch Zeit nehmen, die Heilung abzuwarten, denn die teilweise gravierenden Mineralstoffmängel, die zu einer Erkrankung geführt haben, lassen sich nicht in wenigen Tagen beheben. Auch hier gilt es, wie immer bei der Naturheilkunde, den Mangel eines Lebenssalzes frühzeitig zu erkennen und auszugleichen, bevor er zur Krankheit geführt hat. Heilpraktiker oder Heilpraktikerinnen, die Erfahrung in der Therapie mit Schüßlersalzen haben, können diese selbstverständlich gezielter einsetzen. Unterstützung können Sie auch in einem »Biochemischen Verein« finden, von denen es mittlerweile wieder etliche gibt.

Kneippkur

Sebastian Kneipp (1821–1897, Bad Wörishofen) war kein Arzt, sondern katholischer Pfarrer. Kneipp heilte sich selbst mit seinen Wasseranwendungen von einem Lungenleiden, und seine Lebensführung überzeugt durch seine unermüdliche Schaffenskraft, mit der er sowohl den Pfarrberuf wie die Entwicklung seiner Heilmethode meisterte. Seine persönliche Integrität und vermutlich ein großes diplomatisches Talent führten dazu, dass die »Kneippkur« schon zu seinen Lebzeiten weltweit anerkannt wurde, und er geriet dadurch auch nicht in nennenswerte Konflikte – weder mit Behörden, noch mit seinen geistlichen Vorgesetzten oder Ärzten. Seine Bücher wurden Bestseller und in viele Sprachen übersetzt. Die Einfachheit seiner Heilmethode überzeugt, heute wie vor 200 Jahren. Allerdings wird heutzutage manchmal vergessen, dass es Kneipp nicht nur um Diät und Wasseranwendungen ging, sondern dass er für seine Patienten Pflanzenheilkunde einsetzte und ihnen zur Bewegung riet. Seine sogenannte »Ordnungstherapie« betrachtete er als wesentlichen Bestandteil der Gesundung. Darunter verstand er eine Ausgeglichenheit im Leben, den Einklang von Wertvorstellungen und Lebensführung, der schließlich auch zur körperlichen Harmonie führt – eine sehr moderne Auffassung also. Es geht bei der Kneippkur also nicht um vereinzelte Anwendungen, sondern um eine grundlegende Veränderung der Lebensführung.

Die für die Kneippkur typischen Kaltwasseranwendungen haben eine Belebung des Blutkreislaufs zum Ziel. Wenn die Versorgung des Körpers mit Sauerstoff gut funktioniert und auch der Abtransport des venösen Blutes optimal geregelt ist, heilt jede Entzündung ab und der Körper wird gekräftigt. Bei der Kneippkur werden die Wasseranwendungen mit einer Heildiät, eventuell auch mit Heilfasten kombiniert

Die Diät ist immer fleischlos, salzarm und schwach gewürzt, es herrscht striktes Alkohol- und Nikotinverbot. Pfarrer Kneipp selbst hatte sich von einer schweren Erkrankung durch seine Methode geheilt. Also lohnt tatsächlich der Versuch mit der Kneippkur, wenn alle anderen Maßnahmen fehlgeschlagen sind. Allerdings: Ohne konsequente Durchführung, die alle Lebensbereiche mit einschließt, ist der Erfolg unsicher. Überprüfen Sie also vorher, ob Sie dazu in der Lage sind!

Eine ganzheitliche Kneippkur sollte niemals ohne fachkundige Anleitung erfolgen. Wenn Ihnen die Möglichkeit fehlt, eine Kur in einem Kneippkurort durchzuführen, suchen Sie Rat bei einem Heilpraktiker oder einer Heilpraktikerin, einem entsprechend ausgebildeten Badearzt oder solch einer Badeärztin oder bei einem Kneipp-Verein.

Felkekur

Leopold Emanuel Felke (1856–1925), wurde unter dem Namen »Lehmpastor« bekannt. Er war evangelischer Geistlicher. Die Not der Kranken scheint den Seelsorger inspiriert zu haben. Felke studierte einige Semester Medizin, stand aber mit Ärzten nicht in gutem Einvernehmen. Die Felkekur bezieht alle Elemente mit ein: Licht, Luft, Erde und Wasser. Auch Felke erlebte einen großen Zustrom von Kranken, seine »Jungborn« genannten Kuren verbreiteten sich rasch in ganz Deutschland. In späteren Jahren konnte er seine Heiltätigkeit nicht mehr mit seinen geistlichen Pflichten übereinbringen, er widmete sich nur noch der Heilkunst. Felke trug wesentlich zur Entwicklung der modernen Irisdiagnostik bei. Für dieses Diagnoseverfahren wird nur durch Betrachtung der verschiedenen Erscheinungen und Entwicklungen, Farbabstufungen und den Zerklüftungen der Schattierungen der Iris eine Krankheitserkennung durchgeführt. Obwohl sowohl im europäischen

Altertum wie auch in der TCM ein bewährtes Diagnoseverfahren, wurde – und wird leider noch heute – die Irisdiagnostik oft als unseriös abgetan. Dabei ist sie, von einem gut geschulten und erfahrenen Diagnostiker durchgeführt, eine ebenso sichere wie preisgünstige Vorsorgeuntersuchung des gesamten Körpers. Im Jahr 1909 wurde Felke angeklagt. Durch den sogenannten Kurpfuscherprozess erreichten er und die Irisdiagnose schlagartig Berühmtheit, diese wurde dabei widerwillig auch anerkannt. In Anwesenheit von vierzehn »Sachverständigen« wurden dem Lehmpastor zwanzig vermummte Kranke vorgeführt, und er sollte ohne jegliche Kenntnisse dieser Personen durch Betrachtung der Iris seine Diagnose stellen. Die Ergebnisse waren so überzeugend, dass Felke freigesprochen wurde, obwohl er kein Arzt war. Sein Motto »Die Iris diktiert das Rezept« ließ ihn auch eigene Medikamente entwickeln, die sogenannten homöopathischen Komplexmittel, in denen mehrere homöopathische Wirkstoffe verbunden werden. Felke selbst hielt sich allerdings nicht an die strengen Gesundheitsrichtlinien, die er seinen Kurgästen auferlegte. Er rauchte und trank recht gern und saß auch noch spät abends in den Wirtsstuben von Bad Sobernheim, während die Kurgäste schon lange ihren Heilschlaf hielten. So erlag Felke selbst schließlich einer schweren Erkrankung.

Bei der Felkekur geht es ebenfalls darum, den Körper wieder ins Gleichgewicht zu bringen, wodurch sich jeder Krankheitsprozess reguliert. Kernstück der Kur sind Lehmanwendungen. Nach einem Kaltwasserreibebad am Morgen und Gymnastik, unterstützt von einer strengen Diät, sind vormittags und nachmittags die Lehmbäder im Freien das Kernstück der Kur. Das »Baden« im Lehm hat eine stark entgiftende Funktion, durch den schweren Lehm und die notwendige Bewegung darin werden die Durchblutung und der Fluss der Lymphe angeregt, außerdem werden Giftstoffe durch die Haut ausgeschieden und im Lehm gebunden. Ein warmes Heublumensäckchen, das nach jeder Mahlzeit auf die Leber gelegt wird, gehört ebenfalls zur Unterstützung der Entgiftung, allerdings wurde von Felke die Lehmkur meist in Verbindung mit einer Heilfastenkur empfohlen. Die Felkekur entfaltet insbesondere eine heilsame Wirkung auf die Leber und zeigt deutliche Linderung bei hartnäckigen Allergien, Hautkrankheiten und dem rheumatischen Formenkreis. Eine Felkekur ist nur in einer entsprechenden Kureinrichtung durchzuführen, denn die Zusammensetzung des Lehms entscheidet über den Erfolg der Kur.

Anthroposophische Medizin

Die anthroposophische Medizin wurde von Rudolf Steiner (1861–1925) begründet. Alle Erneuerer der Naturheilkunde hatten ein religiös- philosophisches Gedankengerüst, das sie ihrer Heilweise zugrunde legten. Bei Rudolf Steiner ist dieses so ausgearbeitet, dass es oft eine Ideologie genannt wird. Möglicherweise, weil es sich nicht mehr allein um dem Abendland vertrautes, christliches Gedankengut handelt, sondern um eine auch esoterische Lehre, die östliche Weisheiten mit einbezieht. Aus der Anthroposophie (von altgriechisch, Menschenweisheit) sind viele Einrichtungen entstanden, die nach diesem Prinzip arbeiten, landwirtschaftliche Betriebe, Schulen und Kindergärten (unter dem Namen »Waldorf« bekannt) und eben auch Krankenhäuser oder Therapeutika. Diese sind Häuser, in denen mehrere Therapieformen unter einem Dach angeboten werden. Die anthroposophische Medizin versteht sich als Ergänzung zur Schulmedizin, deshalb wird auch in anthroposophisch geführten Krankenhäusern operiert bzw. werden auch schulmedizinische Methoden angeboten, und es kann durchaus vorkommen, dass ein niedergelassener anthroposophischer Arzt oder solch eine Ärztin auch einmal Antibiotika verschreibt, wenn es ihm bzw. ihr angezeigt erscheint. Das Besondere an der anthroposophischen Medizin ist, dass sie tatsächlich in allen therapeutischen Ansätzen die spirituelle Realität des Menschen mit einbezieht. Dabei wird auf vier Wesensglieder des Menschen geschaut, den physischen Leib, den Ätherleib, den Astralleib und das Ich. Jede Krankheit wird als eine Disharmonie im Zusammenwirken dieser Wesensglieder betrachtet, und die Behandlung zielt immer darauf ab, die Harmonie im ganzen Menschen wieder herzustellen, und so die Gesundung herbeizuführen. Zum spirituellen Hintergrund gehört es aber auch, Karma und Reinkarnation als geistige Gesetze anzuerkennen, welche den Verlauf der Krankheit wesentlich bestimmen.

Das macht denn auch die »menschengemäße« Behandlung aus, die von allen Patienten gelobt wird, die ein solches Kranken- oder Kurhaus besucht haben. Auch die anthroposophischen Medikamente bauen auf Hahnemann auf, folgen also dem Herstellungsverfahren der Potenzierungen, dabei gibt es aber auch speziell anthroposophische Zubereitungen, wie etwa die sogenannten »vegetabilisierten Metalle«. Insofern werden natürlich auch diese Medikamente angezweifelt, weil die Potenzierungen den Wirkstoff ja so stark verdünnen, dass er naturwissenschaftlich nicht mehr nachweisbar ist. Wahrscheinlich das bekannteste und im Rahmen der biologischen Krebstherapie viel verwendete Medikament ist das Mistelpräparat. Das nachhaltige Bemühen, hier einen wissenschaftlichen Beweis zu erbringen, hat immerhin dazu geführt, dass dieses Präparat immer häufiger auch von Kassen erstattet wird.

Die anthroposophische Therapie folgt einem Gesamtkonzept, welches Ernährung, Lebensweise und besondere Anwendungen wie zum Beispiel Wickel und rhythmische Massagen beinhaltet. Außergewöhnlich sind die künstlerischen Therapien, die das Ziel haben, die Lebenskräfte wiederzuerwecken und zu stärken. Dazu gehören eine spezielle Bewegungskunst, die Eurhythmie, sowie Mal-, Sprach- und Musiktherapie.

Auch die Heilkunst Osteopathie ist verknüpft mit einem genialen Geistlichen, Andrew Taylor Still (1828–1917). Still war Arzt, methodistischer Pastor und Landwirt. Er entwickelte eine Heilkunst, die nicht durch Medikamentengabe heilt, sondern indem sie die Strukturen des Körpers in ihre anatomisch korrekte Position bringt, heilt. Daraus entwickelten sich dann weitere Methoden wie die Chiropraktik, die Manuelle Therapie oder die kraniosakrale Therapie, eigentlich Teilbereiche der Osteopathie. Sowohl die ärztliche, als auch die geistliche Praxis erlernte Still von seinem Vater. Landwirt musste er sein, um zu überleben, denn Andrew Taylor Still wuchs auf im »Wilden Westen« der USA. Die sicherste Therapie war es zu jener Zeit, auch in der Neuen Welt, bei Krankheit nichts zu tun, also insbesondere keinen Arzt zu konsultieren. Dennoch lernte Still zunächst das Aderlassen, mit den damals in der Medizinerwelt hochgeschätzten Medikamenten Kalomel und Quecksilber umzugehen, die grundsätzlich bei jeder Erkrankung verabreicht wurden und die vor allem zu Zahnausfall führten. Still interessierte sich für Mechanik und zunächst für landwirtschaftliche Maschinen, welche die harte, körperliche Arbeit erleichtern sollten. Darüber entdeckte er schließlich die Biomechanik der menschlichen Gelenke. Viele Jahre lang widmete er sich insgeheim diesen Studien, dazwischen erlebte er persönliche Tragödien: den Tod seiner ersten Frau und vierer seiner Kinder. Während der Sezessionskriege wurde er in die Armee eingezogen und als Arzt eingesetzt. Diese Erfahrung brachte die endgültige Abkehr von der bis dahin praktizierten Medizin. Still versuchte schon bald, seine Erkenntnisse über anatomische und biomechanische Zusammenhänge als Unterrichtsfach an einer Universität zu lehren, weil ihm klar war, dass nur so die Medizin seiner Zeit zu verändern wäre. Er scheiterte mit seinem ersten Versuch und musste sich, verlacht und gemieden wegen seiner Theorien und seiner Tätigkeit, aus der Öffentlichkeit zurückziehen. Für Still hatte seine Heilkunst auch religiösen Charakter, den 22. Juni 1874 erlebte er als einen Wendepunkt in seinem Leben, den er so beschreibt: »Nicht in meinem Herzen bin ich getroffen, sondern in meinem Verstand [wörtlich ›Dome of reasons‹]. Ich erkannte, dass das Wort ›Gott‹ Perfektion bedeutet, und diese in allen Sachen und Orten sich manifestiert.«[*] Von diesem Moment an widmete sich Still kompromisslos der Entwicklung seiner Heilmethode, die er schließlich Osteopathie nannte. Diesen Namen wählte er, weil am Anfang der Osteopathie die Erkenntnis stand, dass vom menschlichen Skelett die Ursache von Krankheit und Gesundheit ausgeht. Praktisch bedeutet dies, dass eine Fehlstellung in den Gelenken zu einer Störung der Nerven und der Blutversorgung führen kann und dieser Zustand über kurz oder lang zu der Ausbildung der verschiedensten Krankheiten führt. Später kamen noch »Korrekturen« der Position der Bauchorgane und der Schädelknochen hinzu. Andrew

---

[*] Still, Andrew T.: Das große Still-Kompendium. Die Philosophie der Osteopathie. 2. Aufl. Jolandos, Pähl 2005

Taylor Still gelangen so spektakuläre Heilerfolge, dass er schließlich die Anerkennung der Behörden erreichte. Er durfte eine eigene medizinische Lehranstalt gründen und seine Osteopathie lehren. Still ging es vor allem um anatomische Zusammenhänge. Seine Ablehnung gegen Medikamente behielt Still bei, aber er führte gelegentlich noch Operationen durch, wenn die Kranken erst dann zu ihm kamen oder gebracht wurden, wenn ein Leiden bereits sehr weit fortgeschritten war. Auch Diäten, die über die Empfehlung einer gewissen Mäßigung hinausgingen, hielt er nicht für nötig, weil er der Meinung war, dass, solange der Körper gesund und gut funktioniere, auch alles verdaut werden könne. Andrew Taylor Stills Bemühen um staatliche und wissenschaftliche Anerkennung wurde von Erfolg gekrönt. Schon zu seinen Lebzeiten akzeptierten viele der amerikanischen Bundesstaaten die Osteopathie als einen eigenen Zweig der Medizin, der letzte Staat, der sich zu diesem juristischen Schritt entschied, war Kalifornien im Jahre 1974. Während Osteopathie in den USA also ein anerkanntes Medizinstudium besonderer Prägung darstellt, erreichte sie in Europa erst ab 1960 eine zögernde Ausbreitung. Mittlerweile wächst das Interesse an dieser Heilkunst, als Heilmethode anerkannt ist sie aber, wie die meisten Naturheilverfahren in Europa, noch nicht.

Um die Osteopathie zu erlernen, braucht es mehrere Jahre. Sie brauchen also einen ausgebildeten Therapeuten oder eine ausgebildete Therapeutin, wenn Sie Ihre Krankheit osteopathisch behandeln lassen wollen. Ein Vorteil ist, dass Sie keine oder keine zusätzlichen Medikamente einnehmen müssen, und dass es kein

Leiden gibt, das nicht durch – fachkundig durchgeführte – Behandlung gelindert werden könnte.

Phytotherapie

Vom reichen Erfahrungsschatz der Pflanzenheilkunde, des Grundbausteins der traditionellen abendländischen Medizin, ist leider nicht allzu viel erhalten geblieben. Das Wissen um die Wirksamkeit bestimmter Heilpflanzen wurde zunächst mündlich von einer Generation an die nächste übergeben. Als Kaiser Karl der Große die christlichen Klöster mit erheblichen Privilegien ausstattete, konzentrierte sich die Heilkunst nach und nach in diesen Zentren, die bald in ihren gut gepflegten Klostergärten auch Pflanzen des Mittelmeers oder noch exotischeren Ursprungs kultivierten. Dieser auch als »Kräuterwende« bezeichnete Einschnitt in die botanische Geschichte Mitteleuropas brachte zwar neue Pflanzenreichtümer, verdrängte aber auch einheimische Pflanzen, die entweder ausstarben oder um deren Wirksamkeit wir nichts mehr wissen. Mit dem Beginn der Buchdruckerkunst wurde es möglich, botanische Bücher in größerer Auflage herzustellen, die dadurch mehr Verbreitung fanden als die handgeschriebenen Kopien der Klosterbibliotheken. Pflanzenheilkunde ist also eine tief in unserer Geschichte verwurzelte Volksheilkunde. Letzten Endes sind ja die heutigen allopathischen Präparate häufig nur chemische Nachbildungen dieser ursprünglich aus Pflanzen hergestellten Medikamente. Im Übrigen werden auch pflanzliche Medikamente in chemischen Prozessen hergestellt! Der übliche Sprachgebrauch unterscheidet – nicht ganz zutreffend – zwischen pflanzlichen Mitteln, die als weniger wirksam gelten und deshalb, wenn überhaupt, von Ärzten nur bei leichten Beschwerden verordnet werden, und chemischen Medikamenten, unter denen dann solche verstanden werden, deren Bausteine synthetisch hergestellt werden. Diese Ausdrucksweise kann zu einiger Verwirrung führen!

Leider gibt es nicht mehr viele Therapeuten und Therapeutinnen, die sich auf die Phytotherapie spezialisiert haben. Entscheidend ist bei den Heilpflanzen die Zubereitung, etwa kalte oder heiße Aufgüsse, die innerlich als Tee oder äußerlich als Auflagen und Wickel verwendet werden, Destillate oder gepresste Tabletten, die früher in der Apotheke hergestellt wurden. Manche Pflanzenextrakte sind am wirksamsten, wenn sie intravenös, also als Injektion, verabreicht werden. Heutzutage werden dazu meist industriell hergestellte Fertigprodukte verwendet. Da dadurch auch die Qualität mehrfach geprüft und hochwertig ist, muss das zwar nicht als nachteilig angesehen werden, bedauerlicherweise sind gewisse Pflanzenpräparate dadurch aber auch gar nicht erhältlich, weil sich die industrielle Aufarbeitung bei geringen Mengen nicht lohnt.

Leichte Beschwerden können Sie, wenn Sie sich mit der Materie vertraut gemacht haben, mit Aufgüssen und Tees selbst kurieren. Bei einer schweren Krankheit ist allerdings die Behandlung durch einen Therapeuten bzw. eine Therapeutin immer notwendig.

Traditionelle chinesische Medizin (TCM)

Die traditionelle chinesische Medizin, auch TCM abgekürzt, ist nur mit dem Hintergrund einer jahrtausendealten Kultur wirklich zu verstehen und letzten Endes auch anzuwenden. Zur traditionellen chinesischen Medizin gehört das philosophische Wissen um das Qi, die Grundenergie, die sich in die beiden polaren Kräfte Yin und Yang teilt. Yin und Yang wiederum bilden die fünf Elemente. Jedem dieser fünf Elemente, die sich auch in fünf Menschentypen und fünf (!) Jahreszeiten spiegeln, werden ein Yin- und ein Yang-Meridian zugeteilt. Auch die Ernährung wird darauf abgestimmt. Die chinesische Medizin besteht aus Kräuterheilkunde, der Moxibustion (dabei werden Akupunkturpunkte durch Abbrennen von Kräuterstiften in ihrer Nähe stimuliert) und der Akupunktur. Natürlich gibt es auch spezielle Massagen und die Behandlung mit Akupressur. Diese Methode, mit den Fingern bestimmte Meridianpunkte zu drücken, wird zumindest dort, wo die traditionelle Medizin in China noch lebt, weitgehend von Laien praktiziert. Traditionell war die Umstellung der Ernährung bei jedem Jahreszeitenwechsel und möglichst frühzeitige Diagnose jedes kleinen Ungleichgewichts selbstverständlich. Regelmäßige, heilsame Bewegungsübungen wie im Qi Gong waren ein wichtiger Bestandteil der Therapie. Operationen oder andere Notfallpraktiken, aus denen unsere westliche Medizin besteht, waren unbekannt, deshalb ist gerade die TCM eine vorbeugende Medizin. So ist auch jene Anekdote zu verstehen, die gern erzählt wird: dass der antike chinesische Arzt nur bezahlt wurde, wenn sein Patient gesund blieb. Dabei ist es keineswegs so, dass mit Akupunktur nicht auch lebensgefährliche Zustände behandelt werden könnten. Es scheint, zumindest aus der Entfernung betrachtet, als habe sich in China die Verbindung von traditioneller, naturheilkundlicher Medizin und moderner westlicher Medizin weitaus unproblematischer gestaltet als wir es in Europa kennen. So erregten auch bei schulmedizinisch ausgebildeten Ärzten Filme von Operationen, die nur mit Akupunktur, ohne Narkose, also bei vollem Bewusstsein der keinen Schmerz empfindenden Patienten gemacht wurden, Aufsehen. Mittlerweile gibt es teilweise auch von Krankenkassen bezahlte Akupunkturbehandlungen zum Beispiel bei Migräne. Die traditionelle chinesische Medizin behandelt aber klassischerweise nicht nach Symptomen, sondern nach der Pulsdiagnose der Meridiane. Nur bei einem Therapeuten oder einer Therapeutin, der oder die sich wirklich gründlich mit der chinesischen Denkweise des Altertums auseinandergesetzt hat – meist nach jahrelangem Studium in China selbst –, kann sich der Patient einigermaßen sicher sein, dass auch die Behandlung in diesem Sinn durchgeführt wird.

Die ayurvedische Medizin stammt aus der indischen Kultur und ist vermutlich sogar noch älter als die chinesische. Auch diese Heilkunst ist in einen philosophischen und kulturellen Zusammenhang eingebettet. Die ayurvedische Therapie sollte denn auch eine veränderte Lebensweise bewirken, um die Heilung dauerhaft werden zu lassen. Es gibt verschiedene Richtungen der ayurvedischen Heilweise. Als spirituelle Technik ist die transzendentale Meditation bekannt geworden, die nachweislich blutdrucksenkend und damit stressvermindernd wirkt, aber auch insgesamt auf Heilungsvorgänge im Körper eine gute Wirkung hat. Yoga gehört als heilsame Bewegungskunst zur ayurvedischen und indischen Tradition. Ein wesentlicher Bestandteil der ayurvedischen Medizin ist die Ernährung, die, überwiegend vegetarisch, an die indische Küche erinnert, doch wesentlich weniger scharf, fett und kalorienreich ist als diese. Bei dieser Kost geht es darum, die verschiedenen Konstitutionstypen, die sich in allen Bereichen des Lebens zeigen, in einen harmonischen Einklang zu bringen. Medikamente und Anwendungen der ayurvedischen Medizin basieren auf den indischen Kräutern. Es gibt Wickel, spezielle Heilmassagen, Einreibungen und Bäder. Die Medikamente werden auf Pflanzenbasis hergestellt. Grundsätzlich erfordert auch die ayurverdische Behandlung eine Berücksichtigung der Gesamtkonstitution. Der Ayurveda kennt nur drei Konstitutionstypen, die allerdings auch in Mischformen auftreten können, und versucht über Nahrung und Lebensführung ausgleichend auf gesundheitliche Probleme einzuwirken. Da unsere hektische, westliche Lebensweise eher wenig Spielraum für Veränderungen der Lebensführung lässt, erfordert es schon einiges an Willens- und Durchhaltekraft, um die gewünschten und erforderlichen Veränderungen in diesem Sinne durchzuführen.

Die ayurvedische Medizin erfreut sich in den letzten Jahren im Westen einer wachsenden Beliebtheit bei den Patienten. Als Heilmethode anerkannt ist sie in Europa nicht. Es gilt, ähnlich wie bei der TCM, dass es einiger Voraussetzungen für den Therapeuten bzw. die Therapeutin bedarf, um wirklich erfolgreich und im Sinne des Ayurveda zu arbeiten.

Geistheilung

Geistheilung ist ein Sammelbegriff für verschiedene Methoden und Vorgehensweisen. Gemeinsam ist allen, dass es sich nicht um medizinische Maßnahmen handelt, dass keine Medikamente verabreicht werden und auch keine therapeutische Berührung erfolgt. Zwar ist es möglich, dass der Geistheiler oder die Geistheilerin die Hände auf den Körper auflegt, aber nicht, um im Sinn einer Massage oder einer Gelenkkorrektur zu behandeln. Meistens wird nur eine Annäherung an die Aura durchgeführt, wie zum Beispiel bei Reiki. Manche

Methoden arbeiten ausschließlich mit Energieübertragung, etwa bei der geistigen Wirbelsäulenaufrichtung. Oder es werden Heilungsrituale zelebriert, entweder solche aus der Tradition eines alten Volkes oder neu entwickelte. Es gibt Geistheiler und Geistheilerinnen, die ihre Kunst sogar aus der Entfernung anbieten bzw. anwenden, ohne dass der Kranke anwesend ist.

Geistheilung ist in Deutschland insofern legalisiert worden, als keine medizinische Ausbildung mehr dafür erforderlich ist, Geistheilung wird auch nicht als Therapie anerkannt, sondern einem Gewerbe gleichgesetzt.

Ist Heilung über den Geist möglich? Selbstverständlich, es gab sie schon immer, und es wird sie immer geben. Jede Heilung erfolgt aus dem Geist heraus, und auch die in diesem Buch vorgestellten Meditations- oder Visualisierungsübungen dienen dazu, die geistigen Heilungskräfte wachzurufen. Aus dem Geist heraus wird die Selbstheilungskraft angeregt, dann tut der Körper das, wozu er geschaffen ist: er sucht die Gesundheit.

Jeder Mensch aber braucht manchmal Unterstützung, vor allem bei schwerer Krankheit, die mit Mutlosigkeit, Ängsten und Niedergeschlagenheit einhergeht. Dann kann es sinnvoll sein, sich einen Heiler oder eine Heilerin zu suchen, der oder die die eigene geistige Arbeit unterstützt.

Es gibt nicht viele Gesichtspunkte, nach denen Sie die Arbeit eines Geistheilers bzw. einer Geistheilerin beurteilen oder auswählen könnten. Weder Ausbildung noch Herkunft, noch Wissen oder Bildung sind bei diesem Spezialgebiet ein sicheres Kriterium. Deshalb ist auch in diesem Fall die nachfolgend geschilderte Übung für die Suche nach dem richtigen Therapeuten oder der richtigen Therapeutin ganz besonders wichtig.

Hier einige Tipps für die Auswahl:

- Entscheiden Sie sich für eine der geistigen Heilmethoden.
- Wenn Menschen, denen Sie vertrauen, bei einer Person geistige Unterstützung bekommen haben, dann wäre das ein Hinweis, dass sie gute Arbeit verrichtet, auch wenn leider nicht automatisch sichergestellt ist, dass dieser Heiler oder diese Heilerin auch Ihnen helfen kann.
- Heilungsversprechen sind hier noch unseriöser als bei Ärzten/Ärztinnen oder Heilpraktikern/Heilpraktikerinnen und sprechen nicht für die spirituelle Reife des Geistheilers oder der Geistheilerin.
- Bedingungen, die vorab gestellt werden – etwa alle Medikamente abzusetzen oder andere Therapien abzubrechen – sind auch nicht als Zeichen für eine gewissenhaft heilende Person zu sehen.
- Achten Sie auf den Preis für die Heilungssitzung! Aus dem Geist heraus heilen zu dürfen, ist eine göttliche Gnade. Menschen, die wirklich in diesem Bewusstsein arbeiten, werden niemals eine ungebührlich hohe Zahlung einfordern. Um einzuschätzen, was ein realistisches Preis-Leistungs-Verhältnis ist, erkundigen Sie sich, was ein Heilpraktiker oder eine Heilpraktikerin für eine Behandlung fordert, und setzen Sie diesen Preis als Maßstab. Besonders dann, wenn

Sie mit mehreren Sitzungen rechnen müssen, ist es wichtig, die Bezahlung abzusprechen!

- Bedenken Sie, dass zur Heilung aus dem Geist heraus zwei wichtige karmische Gegebenheiten ineinanderwirken und zusammenpassen müssen: der aufrichtige Wunsch des Heilers bzw. der Heilerin, Ihnen helfen zu dürfen und Ihre aufrichtige Bereitschaft, die Krankheit loszulassen.

Den richtigen Therapeuten/die richtige Therapeutin finden

Was bietet nun die sogenannte Schulmedizin? Die modernen naturheilkundlichen Heilmethoden sind fast alle im 19. Jahrhundert als Alternative zu den gefürchteten Behandlungen der »Schulmediziner« entstanden. Diese waren gerade im westlichen Abendland ganz besonders erneuerungsbedürftig, während die arabischen und jüdischen Ärzte seit dem Mittelalter eine hochentwickelte Kräuterheilkunde praktizierten, und ihnen auch das Operieren mit der größtmöglichen Asepsis bekannt war. Die starre Haltung der Ärzte traf ja auch die Besten in den eigenen Reihen: Ein Dr. Ignaz Semmelweis, (1818–1865), der die hohe Sterblichkeit der Frauen im Kindbett auf die für uns heutzutage unvorstellbar unhygienischen Verhältnisse zurückführte – die Ärzte des Krankenhauses gingen direkt von der Leichensektion zu den Gebärenden, ohne sich auch nur die Hände zu waschen – und Hygiene sowie Desinfektion forderte, wurde von seinen Kollegen für geisteskrank erklärt und starb unter ungeklärten Umständen in einer Anstalt. Dennoch hat seine Arbeit eine gänzlich neue Ära der rettenden chirurgischen Eingriffe erst ermöglicht.

Nach wie vor verfügt die westliche Medizin über Maßnahmen, die insbesondere dann sinnvoll sind, wenn die Krankheit schon so weit fortgeschritten ist, dass sie sich in ernsten Symptomen und veränderten Blutwerten zeigt und mit bildgebenden Verfahren nachgewiesen werden kann.

Wer eine Operation planen kann, für den lohnt es sich durchaus, ein, zwei Jahre zu warten, weil immer neue Techniken entstehen, diese aber erst von den Fachchirurgen erlernt und geübt werden müssen.

Da in vielen, aber durchaus nicht allen Ländern Europas die Polemik und die Kontroversen zwischen naturheilkundlich arbeitenden Ärzten und Ärztinnen und vor allem Heilpraktikern und Heilpraktikerinnen einerseits und den allopathisch geschulten Ärzten und Ärztinnen und Chirurgen und Chirurginnen andererseits historisch gewachsen und geradezu Tradition geworden sind, werden sie auch nicht so leicht abzustellen sein. Die Diskussionen haben weder mit Logik noch mit Kosten zu tun, denn es gibt genügend chemische Medikamente und Operationen, die überaus teuer sind, und deren Wirkungsweise auch noch nicht hinreichend bewiesen ist. Dem Patienten oder der Patientin schadet die mangelnde Zusammenarbeit zwischen zwei Herangehensweisen, die sich eigentlich ergänzen könnten. Er oder sie sollte sich seiner Macht als Kunde bzw. ihrer Macht als Kundin bewusst werden und diese Zusammenarbeit immer wieder einfordern. Wenn Sie also einen Arzt oder eine Ärztin für Ihre Krankheit konsultieren, sollten Sie ihn oder sie nicht wechseln, nur weil Sie jetzt begleitend, womöglich sogar als Haupttherapie, klassische naturheilkundliche Verfahren anwenden wollen. Informieren Sie den Arzt oder die Ärztin darüber und suchen Sie ihn oder sie regelmäßig zur Verlaufskontrolle auf. So wird nach und nach die Wirksamkeit des reichen Erfahrungsschatzes der natürlichen Medizin und auch der spirituellen Heilmethoden nicht mehr zu leugnen sein.

Akzeptieren Sie aber auch, dass manchmal ein Leiden schon zu weit fortgeschritten ist und Sie eine Operation brauchen. Wir leben in einer Zeit, in der es möglich ist, die Gesundheit und das Leben durch solche Eingriffe zu erhalten, und es wäre wenig weise, darauf zu verzichten. Eine Operation ist eine Notfallmaßnahme, und als solche hat sie eine Berechtigung. Heilung kann aber auf diese Weise nur erreicht werden, wenn die nötigen spirituellen Schritte zur Heilung innerlich vollzogen werden. Um eine vollständige Heilung zu erlangen und das Problem nicht nur auf ein anderes Organsystem zu verschieben, sind spirituelles Arbeiten, Meditation, Visualisieren vor und nach jeder Operation ganz besonders wichtig

Wie finden Sie nun den geeigneten Therapeuten oder die geeignete Therapeutin? Während Sie das Kapitel über die alternativen Verfahren gelesen haben, wird Sie schon die eine oder andere Methode besonders interessiert haben. Einiges kommt von vornherein für Sie nicht in Betracht. Wenn Sie beispielweise Nadeln und Einstiche fürchten, dann wird Akupunktur kaum die geeignete Heilmethode für Sie sein! Wenn die Idee eines Schlammbades Sie ekelt, dann kann die Felkekur sicherlich nicht viel zu Ihrer Heilung beitragen. Entscheiden Sie sich also für die Therapie, die Sie schon beim Durchlesen am meisten angezogen hat und die sich am stimmigsten für Sie anfühlt.

Um einen Therapeuten oder eine Therapeutin zu finden, gibt es mehrere Möglichkeiten. Alle geschilderten Methoden erfordern mehrere Jahre Ausbildung. Diese speziellen Schulungen müssen zusätzlich zum Arztstudium oder der Heilpraktikerausbildung gemacht werden. Akupunktur, Osteopathie oder Homöopathie: Nichts von alledem lässt sich an einem Wochenende erlernen! Die Ausbildungsstätten oder Fachverbände führen meistens Listen, in denen die Absolventen der jeweiligen Schule aufgeführt werden. Wer also zum Beispiel fünf Jahre lang Homöopathie studiert hat, wird im Fachverband der Homöopathen auf die Liste der Therapeuten gesetzt.

Zwar ist eine gute Ausbildung immer von Vorteil, sie kann aber nicht das einzige Kriterium sein. Nicht jeder hat Interesse, sich einem Fachverband anzuschließen, oft genug kostet die Eintragung in eine solche Liste auch Geld, folglich wird nicht jeder gute Therapeut und jede gute Therapeutin dort zu finden sein.

Lesen Sie also auch Anzeigen und prüfen Sie, ob eine Sie besonders anspricht. Wenn diese Anzeige Ihnen auffällt, obwohl Sie gar nicht so spektakulär aufgemacht ist, können Sie sich fast sicher sein, dass dies ein Hinweis auf den richtigen Therapeuten ist.

Hören Sie sich auch um: Wer mit einem ähnlichen Problem weiß jemanden zu empfehlen? Heutzutage gibt es viele Internetforen, in denen sich Betroffene über ihre Erfahrungen austauschen. So werden Sie viel mehr Informationen sammeln, als wenn Sie lediglich im Bekanntenkreis herumfragen. Auf diese Weise können Sie bestimmt auch einen guten Arzt oder Heilpraktiker bzw. eine gute Ärztin oder Heilpraktikerin finden. Bedenken Sie, dass es eine persönliche, ja schicksalhafte Verbindung zum für Sie richtigen Therapeuten oder zur Therapeutin geben muss, wenn die Heilung eintreten soll. Deshalb kann es dabei Enttäuschungen geben, denn wer zum Beispiel für Ihre beste Freundin passt, muss nicht die richtige Person für Sie selbst sein. Dennoch lohnt es sich immer, auch einem persönlichen Tipp nachzugehen. Wenn es noch nicht der passende Heiler oder die passende Heilerin sein sollte, dann eben ein Schritt in die richtige Richtung.

Lesen Sie Bücher und Fachzeitschriften und prüfen Sie, ob die geschilderte Methode Ihnen entspricht. Wenn Sie beim Lesen Zuversicht spüren, dann versuchen Sie, diesen Therapeuten oder diese Therapeutin ausfindig zu machen, vielleicht ist er oder sie die richtige Adresse. Oder Sie suchen in erreichbarer Nähe nach einer Person, die nach dieser Methode arbeitet.

Übung, um auf spirituellem Weg den richtigen Therapeuten
oder die richtige Therapeutin anzuziehen:

Entspannen Sie sich. Nutzen Sie dazu ein feines Räucherwerk, eine angenehme Musik. Dämpfen Sie das
Licht, schließen Sie die Augen und atmen Sie tief und
regelmäßig in den Bauch. Lenken Sie nun Ihre Aufmerksamkeit auf Ihr gesundheitliches Problem. Sie sollen dabei körperlich ganz entspannt bleiben, es ist nur eine innere Aufmerksamkeit! Achten Sie darauf, dass Sie sich
nicht anspannen. Vergegenwärtigen Sie sich das Leiden,
für dessen Heilung Sie eine Hilfe brauchen. Erinnern Sie
sich möglichst ohne innere Betroffenheit, einfach so, wie
Sie einen Film betrachten würden, an den Augenblick,
als Ihnen die Diagnose dieser Krankheit mitgeteilt wurde oder was Ihnen der bisher behandelnde Arzt oder
die Ärztin dazu mitgeteilt hat. Vielleicht stört Sie die
Schwäche eines Organs oder Sie haben gelegentlich einen unerklärlichen, störenden Schmerz. Vergegenwärtigen Sie sich möglichst lebhaft eine Situation, in der Sie
dieser Zustand stört. Stellen Sie sich nun eine Verbindung zwischen Ihrer körperlichen Schwachstelle und
Ihrem Herzen vor, ähnlich einem goldenen Licht oder
einer Wasserquelle, die unentwegt fließt. Sinken Sie mit
Ihrer inneren Aufmerksamkeit in Ihr Herz. Lassen Sie
von dort einen Lichtstrahl wie eine goldene Schnur in
die Welt fließen. Stellen Sie sich vor, wie sich die Licht-
schnur von Ihrem Herzen aus den Horizont entlang bewegt, bis sie von dem Menschen angezogen wird, der
Sie in Ihrer Heilung unterstützen kann. Wenn der Lichtstrom von Ihrem Herzen diesen Menschen aufgespürt

hat, wird er vom Licht hochgehoben werden und vom Himmel zu Ihnen heruntersinken. Vielleicht empfangen Sie nun ein deutliches Bild von dem gesuchten Menschen, etwa, ob es sich um einen Mann oder eine Frau handelt. Aber vielleicht empfinden Sie auch nur eine tiefe Ruhe oder das deutliche Gefühl, angekommen zu sein. Ob Sie nun Einzelheiten dieser heilenden Person wahrnehmen können oder nicht: Schicken Sie ihr mit dem Lichtstrahl Liebe aus Ihrem Herzen. Warten Sie, bis der Eindruck verblasst, und danken Sie dann dafür, dass Sie den Menschen gefunden haben, der Sie in der Heilung unterstützen wird.

Führen Sie in den nächsten Tagen Ihre Suche nach einem geeigneten Therapeuten weiter und achten Sie auf das, was Ihnen entgegenkommt.

Gesundheitsprobleme und ihre Heilung

Leichte, vorübergehende Erkrankungen

Wir alle werden hin und wieder krank. Am häufigsten sind Erkältungskrankheiten, so häufig, dass es fast normal erscheint, daran in der kalten Jahreszeit zu leiden. In gewisser Weise ist es auch ganz gut, dass sich das Immunsystem mit den immer neuen Variationen der Erkältungsviren auseinandersetzt, als Übung für gefährliche Angriffe sozusagen.

Trotzdem ist es nicht wirklich nötig, sich zu erkälten! Wenn Sie genau forschen, werden Sie feststellen, dass Sie sich kurz vor der Infektion in einem seelischen Tief oder Ungleichgewicht befanden. Vielleicht haben Sie sich aus einer solchen Stimmung heraus überfordert, und im erschöpften Zustand war es den Viren leicht, das geschwächte Abwehrsystem des Körpers zu überwinden. Auch schwerer Kummer oder allgemeine Niedergeschlagenheit schwächen das Immunsystem.

Sind Sie bereits erkältet, behandeln Sie sich so schonend und liebevoll wie Sie sich das von einem vertrauten Menschen wünschen würden. Seien Sie sich selbst eine verständnisvolle, rücksichtsvolle Mutter oder ein solcher Vater und nehmen Sie sich die Zeit, wieder gesund zu werden. Was für die Erkältung gilt, hilft bei jeder Krankheit. Halten Sie inne und überfordern Sie sich nicht gerade jetzt mit zusätzlichen Arbeiten. Am besten wäre es sogar, das übliche Arbeitspensum einzuschränken. Gönnen Sie sich jetzt endlich die Ruhe, die Ihnen vorher gefehlt hat. Dieser bewusste und liebevolle Umgang mit sich selbst und der eigenen Schwäche wird mehr helfen als Medikamente. Und sollte doch Medizin notwendig sein, wird diese besser wirken. Biorhythmisch betrachtet, sind Sie infektanfälliger bei einer Abwärtskurve bzw. den wechselnden Tagen des körperlichen Rhythmus, aber nur dann, wenn diese »Tiefphasen« nicht für das genutzt werden, wofür sie geschaffen sind, nämlich Erholung, Schlaf und Entspannung. Wird diese scheinbare Schwächezeit richtig genutzt, werden Sie sich danach frischer, kräftiger und leistungsfähiger fühlen als vorher. (Siehe Biwer, Anne L.: Handbuch Biorhythmus. Entdecken und nutzen Sie die innere Uhr Ihres Körpers. Schirner Verlag, Darmstadt 2006.)

Seien sie also in Zukunft wachsam! Weichen Sie der Krankheitsgefahr aus und ziehen Sie sich zurück, wenn Sie sich erschöpft, mutlos oder überfordert fühlen. Bremsen Sie in diesem Moment ab, nicht erst, wenn Sie schon krank geworden sind! Dann brauchen Sie vielleicht nur einen ruhigen Abend oder ein Mittagsschläfchen einzuschieben, und schon sind Sie wieder in einem ausgeglichenen Zustand.

Nicht Viren oder Bakterien verursachen die Krankheit, Krankheitserreger gibt es jederzeit in großer Menge, auf jeder Türklinke und überall dort, wo mehrere Menschen aufeinandertreffen. Es ist immer das körpereigene Abwehrsystem, welches die Keime entweder sofort oder erst verspätet angreift und vernichtet.

Das gilt von Halsschmerzen bis Blasenentzündung, von Wespenstich bis Zeckenbiss. Es gibt Menschen, die so gut wie nie von Insekten gestochen werden, während andere Schwärme von Wespen, Schnaken oder Zecken geradezu anzuziehen scheinen. Der Stoffwechsel macht die Ausdünstung der Haut für Insekten attraktiv. Es ist also Ihr eigener Zustand, der Insektenstiche und Zeckenbisse verursacht, nicht umgekehrt. Eine Bagatelle? Nein, denn wenn Sie auf diese Weise von der Außenwelt einen vielleicht veränderten Zustand gespiegelt bekommen, ist es Zeit, etwas für die Gesundheit zu tun. Wurden Sie also bisher immer von Insekten verschont, werden nun aber geradezu bevorzugt gestochen, so haben Sie einen Hinweis darauf, dass sich ein Ungleichgewicht in Ihrem Körpers gebildet hat. Zeit, die Gesundheit wiederzufinden!

Beobachten Sie sich also aufmerksam. Ein bewusstes, rücksichtsvolles Umgehen mit dem eigenen Körper unterscheidet sich grundsätzlich und deutlich von dem ängstlichen Forschen nach Krankheitszeichen. Wenn Sie Ihren Körper respektvoll behandeln, also zum Beispiel regelmäßige und ausgewogene Mahlzeiten einnehmen, ausreichend schlafen, statt bis zur Erschöpfung weiterzuarbeiten, sich oft bei Tageslicht im Freien bewegen, aber direkte Sonneneinstrahlung auf der Haut vermeiden, wenn Sie sich einhüllen bei Kälte, die Haltung ändern, wenn der Körper schmerzt ... wenn Sie also die Signale Ihres Körpers, seine Bedürfnisse, aufmerksam wahrnehmen und lernen, darauf entsprechend zu reagieren, dann wird Ihr Körper immer seltener Alarmsignale aussenden müssen.

Kochen Sie sich also lieber beim ersten Anzeichen von Schwäche eine warme Suppe oder einen heißen Tee, legen Sie die Beine hoch und hören Sie in sich hinein, was den Heilungsprozess Ihres Körpers unterstützen könnte. Und seien Sie sicher: Es wird Ihnen das Richtige dazu einfallen!

Eine Affirmation sprechen

Eine einfache und äußerst wirksame Vorbeugungsmethode ist das laute Sprechen oder, wenn das nicht möglich ist, das leise Denken von Affirmationen. Eine Affirmation ist ein kurzer Satz, den Sie so oft wie möglich wiederholen, ähnlich wie ein Gebet. Durch die ständige Widerholung nimmt erst Ihr Bewusstsein und dann Ihr Körper diese Aussage, die zunächst vielleicht mehr einen Wunsch als die Realität ausdrückt, als Wirklichkeit an und gestaltet sich danach. Machen Sie es sich deshalb zur Gewohnheit, bei Routinetätigkeiten, die keine Aufmerksamkeit erfordern, solche Affirmationen zu sprechen oder zu denken. Lautes Sprechen ist sehr wirkungsvoll, aber im Alltag nicht immer möglich. Beharrlich an den Worten in Gedanken festzuhalten, kann genauso erfolgreich sein, wenn Sie es nur ausdauernd genug ausführen. Als tägliche Übung stärken Affirmationen die Gesundheit, bei Krankheit sind sie ein weiteres, machtvolles Instrument des Geistes, wenn es darum geht, die Heilung zu erzeugen. Sie können sich selbst eine Affirmation formulieren, entsprechend den Beschwerden, die Sie haben. Wenn Ihnen das zu Beginn noch schwerfällt, und immer dann, wenn Sie sich unsicher und ängstlich in Bezug auf ihre Gesundheit fühlen, können Sie den nachstehenden Satz verwenden:

> *»Ich bin gesund, kraftvoll, heil, frisch und fühle mich jeden Tag besser.«*

Eine Kurzversion, die leicht zu behalten ist und auch bei Niedergeschlagenheit schnell hilft, lautet:

> *»Ich bin gesund, glücklich und frei.«*

Verletzungen

Bei einer Verletzung kann es sich um ein Anstoßen mit daraus entstehendem »blauem Fleck« handeln, einen Schnitt mit dem Küchenmesser in den Finger, bis hin zum Bänderriss als Folge eines Sturzes beim Sport oder dem Schleudertrauma durch einen Auffahrunfall.

Verletzungen scheint es gemeinsam zu sein, dass sie von außen kommen, scheinbar unerwartet und unvermeidbar. Denn mit stumpfen Messern lässt sich in der Küche nicht viel richten, alle Vorsicht im Straßenverkehr schützt nicht vor der Unachtsamkeit anderer, und eine Knieverletzung kann auf einer harmlosen Treppenstufe geschehen. Wer hat sich nicht schon, sozusagen aus heiterem Himmel, ohne erkennbaren Anlass, zum Beispiel den Fuß verstaucht oder den Kopf angeschlagen und sich dabei eine dicke Beule oder eine Verletzung am Bewegungsapparat zugezogen? Spätestens hier werden wir als Unfallopfer auf den eigenen Zustand zurückgeführt. Ein Unfall lässt sich biorhythmisch erklären. Es wird sich ausnahmslos zeigen, dass eine Unfalldisposition in der biorhythmischen Konstellation zu erkennen war. Es gibt für selbst verursachte Unfälle und Verletzungen auch weitere Erklärungsmodelle, etwa einen Energieverlust der Aura, eine Schwächung des Immunsystems, das sich gerade mit Krankheitserregern auseinandersetzt, Übermüdung, seelische Probleme: alles Ursachen, die aus der eigenen Innerlichkeit kommen, nicht aber von außen.

Verletzungen und Unfälle haben einen aggressiven, dramatischen Charakter. Auch ein nur oberflächlicher Schnitt in den Daumen schmerzt und blutet, denn die Fingerkuppen sind besonders reich mit Nervenenden und feinen Blutgefäßen versehen. Selbst eine geringfügige Verletzung löst einen kleinen Schock aus, der den üblichen Ablauf der Arbeit unterbricht. Noch dramatischer wird es, wenn Bein, Fuß, Arm oder Hand beeinträchtigt werden, sodass die freie Bewegung vorübergehend erschwert oder unmöglich wird, oder eine innere Blutung in Krankenhausaufenthalt und Operation mündet. Eine Verletzung geschieht in Sekunden, die Genesung und Wiederherstellung kann Wochen oder gar Monate dauern. Manchmal wird es nicht wieder so, wie es vorher einmal war. Von einem Augenblick zum anderen hat sich das Leben verändert. Schock oder Ängste plagen den Patienten oder die Patientin noch lange nachdem alles vernarbt ist.

Wer das Geschehen von einem spirituellen Gesichtspunkt aus betrachtet, wird aber immer eine Fügung oder einen Plan entdecken, welche der eigenen Entwicklung dienen, die also Teil des persönlichen Karmas sind.

Erste Hilfe bei einer Verletzung

Wenn Sie gefallen oder gestürzt sind, springen Sie nicht sofort auf! Unterdrücken Sie diesen Impuls (er ist stark!). Besser, Sie bleiben zunächst ganz still und prüfen, ob Sie sich gut bewegen können. Dann erst stehen Sie langsam auf. Scharfer, durchdringender Schmerz, der nicht abklingt, sondern eher zunimmt, ist ein Anzeichen dafür, dass Sie fachkundige Hilfe brauchen. Das Gleiche gilt, wenn Sie eine Bewegungseinschränkung feststellen.

Eine offene Wunde muss versorgt werden. Bei kleinen Verletzungen genügt die Hausapotheke: Ein Desinfektionsmittel und ein Pflaster reichen aus. Eine starke Blutung, eine großer Schnitt oder eine großflächige Hautbeschädigung sollten von einer fachkundigen Person versorgt werden.

Wie sehr die Arbeit auch drängt: Die Zwangspause zeigt an, dass Sie innehalten müssen. Gut, wenn Sie bereits Übung in Meditation oder Entspannungstechniken gesammelt haben, dann wird es auch unter leichtem Schock noch gelingen, sich zu zentrieren.

Handeln Sie erst, wenn Sie sich deutlich beruhigt haben! Wenn Sie spüren, dass Sie Hilfe brauchen, rufen Sie Freunde, Verwandte oder Nachbarn an oder sprechen eben Passanten an. Ist niemand in der Nähe, lösen Sie den Notruf aus.

Unfälle lassen sich vermeiden, wenn Sie gelernt haben, eine körperliche Schwäche rechtzeitig zu erkennen und einzuschätzen, wann Sie überfordert sind. Wenn Ihnen das noch nicht gelingt, ist es eine gute

Hilfe, sich mit dem Biorhythmus vertraut zu machen. Meiden Sie extreme körperliche Anstrengungen oder lange Reisen und Autofahrten, wenn Sie eine der klassischen Unfallkonstellationen in Ihren biorhythmischen Kurven entdecken. (Siehe Biwer, Anne L.: Handbuch Biorhythmus. Entdecken und nutzen Sie die innere Uhr Ihres Körpers. Schirner Verlag, Darmstadt 2006.)

Chronische Krankheiten

Eine chronische Krankheit ist eine, die – nach der herkömmlichen Betrachtung der Medizin – nicht mehr ausheilt. Ein Organ oder ein Wirkkreislauf ist beschädigt, Dauermedikation wird nötig, um die Funktion zu ersetzen, Schmerzen quälen immer wieder, schwinden eines Tages gar nicht mehr, sondern lassen die Nacht endlos werden. Operationen folgen, der Alltag wird mühsam, die Angst vor dem Tod oder einem langen Siechtum verdüstern die Seele.

Ernste Krankheiten beginnen meist langsam, unbemerkt und eigentlich immer schmerz- oder beschwerdefrei. Gelegentliche Verdauungsprobleme, ab und zu Schmerzen im Knie, ein leichter Druck hier und da – all das gehört doch zum Alltag, oder nicht? Wenn Sie, wie im vorherigen Kapitel geschildert, schon das Auftreten kleiner Infektionen dazu genutzt haben, sich sorgsam, wertschätzend und liebevoll mit Ihrem Körper zu beschäftigen, dann werden Sie allerdings auch die kleinen Warnzeichen bemerken. Immunsystem und

Körperabwehr arbeiten ununterbrochen. Unzählige »Reparaturarbeiten« im Körper verlaufen ohne unser bewusstes Zutun. Es gibt einen Unterschied zwischen einer solchen Empfindlichkeit, die sich vielleicht auch als heilendes »Wohlweh« bezeichnen ließe, und einer immer wieder auftretenden Störung, die sich nicht beeinflussen lässt und im Verlauf der Zeit an Intensität zunimmt.

Wenn Sie die »Visualisierungsübung zur Stärkung der Immunabwehr« (siehe Kapitel »Blut«) regelmäßig ausführen, werden Sie solche Schwachstellen während der Übung entdecken. Dann können Sie selbst die bedürftige Zone stärken oder beizeiten fachkundige Hilfe suchen. Leider sind wir aber gerade unserer Schwachstelle gegenüber meist blind. Das liegt oft daran, dass sie so allmählich zum Krankheitsherd wird, dass es kaum auffällt. Zum Beispiel haben Sie schon seit der Kindheit einen »empfindlichen« Magen und Sie haben sich daran gewöhnt, damit Schwierigkeiten zu haben. Chronische Krankheiten haben eben auch mit dem Schicksal oder, anders ausgedrückt, mit der persönlichen Krankheitsveranlagung zu tun. Und dann steht, scheinbar plötzlich, eine erschreckende Diagnose im Raum. Was nun?

Vergegenwärtigen Sie sich: Ganz egal, wie die Diagnose lautet, es gibt keine unheilbare Krankheit! Von jeder Krankheit sind Menschen genesen, ob es sich um die Lungentuberkulose handelt, die um 1900 ähnliches Entsetzen auslöste wie heute die Diagnose Krebs, oder um Rheuma und Arthrose. Wie auch immer der Name Ihrer Krankheit lautet: Sie ist heilbar.

Erkennen Sie aber zunächst an, dass Sie jetzt krank sind! Jetzt ist es so, und nur wenn Sie den Ausgangspunkt klar bestimmen, können Sie sich auf den Weg der Heilung begeben.

Wenn Sie wissen, welches Organ betroffen ist, lesen Sie das entsprechende Kapitel sorgfältig durch. Achten Sie dabei besonders auf die Hinweise unter der Rubrik geistige und körperliche Hilfe. Für jede Heilung sind auch die Kapitel unter der Überschrift »Körperflüssigkeiten«, also Blut, Lymphe und Liquor sehr wichtig.

Lesen Sie die Aufstellung der alternativen Heilmethoden und entscheiden Sie sich für diejenige, die Sie am meisten anspricht. Wenn Sie sich sicher sind, dass die Schulmedizin der richtige Weg ist, wählen Sie den richtigen Arzt oder Therapeuten bzw. die richtige Ärztin oder Therapeutin mit großem Bedacht aus.

Ist eine Operation unumgänglich, steigert eine biorhythmische Planung des Operationstermins die Heilungschancen nach dem Eingriff. Wenn es nicht gerade um Leben oder Tod geht, hilft es bei einem ungünstigen biorhythmischen Zeitpunkt schon, einige Stunden verstreichen zu lassen, um den tiefsten Punkt eines Zyklus bzw. des Wechseltages abzuwarten. Auch die Wirksamkeit von Medikamenten lässt sich verbessern, wenn diese im Einklang mit dem Biorhythmus eingenommen werden.

Achten Sie auf Ihre Gedanken und Gefühle. Beschäftigen Sie sich mit Heilung und meiden Sie Gespräche über Krankheit.

Leben Sie jeden Tag so, als wäre es Ihr letzter: Tun Sie nur das, was Sie für richtig halten. Gönnen Sie sich alle Freuden, ohne sich von sinnlosen Regeln beeinträchtigen zu lassen.

Schieben Sie nichts mehr auf, was Sie schon immer gerne tun wollten.

Leben Sie in der Gegenwart, so lebendig und vollständig, wie nur möglich!

Die nachfolgende Übung baut auf der Visualisierungsübung zur Stärkung der Immunabwehr auf (siehe Kapitel »Blut«).

Visualisierungsübung zur Stärkung der Abwehr bei chronischen Krankheiten

Sorgen Sie dafür, dass Sie ungestört bleiben, und setzen oder legen Sie sich entspannt hin. Die Körperhaltung ist nicht entscheidend, wichtig ist nur, dass Sie entspannt und geistig wach die folgenden inneren Bilder erzeugen können.

Schließen Sie die Augen und stellen Sie sich das weitverzweigte Netz der Blutgefäße vor. Es gleicht einer Landkarte von erst breiten, dann immer schmaler werdenden Straßen und schließlich kleinsten Wegen, die bis in die entlegensten Teile des Körpers führen, wie zum Beispiel Finger- und Zehenspitzen. Dann betrachten Sie das strömende Blut, wie es erst frisch und mit Sauerstoff angereichert vom Herzen wegpulsiert und dann schwer und dunkel zurückgepumpt wird. Verfolgen Sie weiter die Entstehung des Bluts im Knochenmark, und lenken Sie dabei Ihre Aufmerksamkeit auf die weißen Blutkörperchen. Betrachten Sie, wie die T-Lymphozyten und die B-Lymphozyten von ihrer Ausbildung zurückkehren und sich zusammen mit den Kollegen der Abwehr in den fließenden Blutstrom einreihen. Für die weißen Blutkörperchen können Sie ein Bild wählen, das Sie besonders überzeugt: Eine Möglichkeit wäre es, sich die Leukozyten in der Rüstung der Tempelritter vorzustellen, mit einem großen F, T oder B auf dem weißen Mantel. Eine moderne Variante wären außerirdische Kampftruppen, die ebenfalls in strahlendem Weiß aufmarschieren sollten.

Stellen Sie sich nun eine Kommandozentrale in Ihrem Kopf vor, die wiederum auf Ihren Befehl reagiert, und jetzt die Kampftruppen auf Kontrollgang schickt. Die Fresszellen beseitigen, wie eine Müllabfuhr, sofort den gröbsten Dreck, indem sie deutlich sichtbare Zellreste und andere Abfallstoffe auffressen. Sie werden begleitet von einer Abordnung zytotoxischer T-Zellen, die kranke Zellen markieren, damit sie von den Fresszellen erkannt und vernichtet werden. Die B-Zellen fahnden unterdessen nach bekannten Krankheitserregern und machen sie sofort mit einem genau passenden Antikörper unschädlich. Eine Sondertruppe von T-Zellen beruhigt allergische Reaktionen.

Folgen Sie den »weißen Rittern« durch den gesamten Körper. Gelegentlich werden Sie selbst spüren, wo eine Verstärkung gebraucht wird, und können die Abwehrzellen dahin lenken. Manchmal aber werden Sie auch überrascht sein, wo in Ihrem Körper die Abwehr besonders viel zu tun hat. Vertrauen Sie darauf, dass Ihre Abwehrzellen auch verborgene Gefahren entdecken, wenn Sie diese mit Ihrer inneren Aufmerksamkeit bei der Arbeit unterstützen.

Lenken Sie nun die weißen Ritter zu der Stelle, die schmerzt, zu dem kranken Organ. Lassen Sie den Abwehrzellen ausreichend Zeit, kranke Zellen auszumerzen.

Wenn die Arbeit getan ist, rückt die Spezialeinheit aus: Die Killerzellen durchkämmen den gesamten Körper nach verborgenen oder übersehenen, kranken Stellen. Sie erkennen entartete Zellen und solche, die von sich tarnenden Viren befallen sind, und vernichten diese sofort.

Lenken Sie auch die Killerzellen zu der erkrankten Stelle Ihres Körpers und verweilen Sie mit diesen starken Abwehrzellen so lange dort, bis ein Gefühl des Friedens und der Zuversicht Sie erfüllt.

Atmen Sie nun tief durch und geben Sie der Kommandozentrale im Kopf das Signal zum Ende des Einsatzes. Fühlen Sie, wie ein Strom helles, warmes Licht den Körper durchflutet. Tatsächlich gibt es auch jetzt noch kranke Zellen. Wenn diese vom göttlichen Licht umspült werden, sprengen diese ihre eigene Begrenzung und kehren freiwillig ins Licht zurück.

Atmen Sie noch einmal tief durch und verharren Sie noch einige Minuten in der Versenkung. Sie werden bemerken, dass jede Krankheitsangst Sie verlassen hat und Sie sich zuversichtlich und hoffnungsfroh fühlen. Denn das ist ein sicheres Zeichen dafür, dass Ihre Übung gewirkt hat.

Wiederholen Sie die Übung bei einer chronischen Krankheit täglich!

Um der Ursache Ihrer Krankheit auf die Spur zu kommen, hilft eine starre Zuordnung der Krankheit zu einer Seelenstimmung oder einem bestimmten Fehlverhalten nicht viel. Dem einen bedeuten Knie Demut, dem anderen Stolz und ein Dritter ist als Kind wegen einer Sehschwäche so oft gestrauchelt und auf die Knie gefallen, dass diese zur persönlichen Schwachstelle geworden sind. Oder waren sie die doch von Geburt an?

Forschen Sie deshalb, was die Krankheit, das geschwächte Organ, Ihnen persönlich mitteilen will. Jeder menschliche Körper ist anders, jeder der Ausdruck einer ewigen, unverwechselbaren Individualität. Deshalb kann es auch nur eine ganz persönliche Deutung für Ihr Gesundheitsproblem geben. Entscheidend für die Genesung ist es, dass Sie die Sprache Ihres eigenen Körpers verstehen lernen.

Jeder menschliche Körper ist ein Wunderwerk der Schöpfung und für das irdische Leben das wichtigste Instrument, das dem Menschen zur Verfügung steht. Zunächst neigt jeder dazu, zu seinem Körper »Ich« zu sagen, aber spätestens bei einer Krankheit löst sich das Bewusstsein wieder von dem Leib ab. Das ist ganz gut, weil nur so deutlich werden kann, dass der Körper beeinflussbar ist. Ihr Körper ist ein Musikinstrument, welche Melodie darauf gespielt wird, das entscheiden Sie mit Ihrem ewigen, unvergänglichen Wesenskern. Gedanken gestalten die Form und den Zustand des Körpers und seiner Organe. Selbsturteile wie »zu hässlich«, »zu dick«, »zu dünn«, »zu alt« usw. sind schädlich für die Gesundheit. Das ist leicht nachzuvollziehen! Wer kann sich wohlfühlen, wenn er ständig lieblos kritisiert und beurteilt wird?

Der Umkehrschluss liegt also nahe: Denken und sprechen Sie anders, nämlich gut, über Ihren Körper. Das Problem dabei ist, dass es nicht viel hilft, dies versuchsweise, etwa einen Tag lang, durchzuführen. Sie dürfen nicht nachlassen, bis Sie auch jeden wie zufällig oder automatisch auftretenden schädlichen Gedanken über Ihren Körper durch eine andere Aussage ersetzen. Gedankenkontrolle ist nicht so einfach wie es scheint. Denn eines ist sicher: Solange Sie sich niedergeschlagen, mutlos oder verzweifelt fühlen, denken Sie noch nicht positiv. Da erweisen sich die Gefühle als unmanipulierbare Anzeige.

Es erfordert einige Zeit, Ausdauer und Geduld, sich umzupolen. Bleiben Sie ausdauernd, aber nachsichtig sich selbst gegenüber, und üben Sie beharrlich weiter. Sprechen und denken Sie gut von Ihrem Körper! Sehen Sie sich gesund, wohlgeformt, kräftig, jugendlich, und jede Zelle wird darauf reagieren, früher oder später. Aber Sie dürfen sich wirklich darauf verlassen, dass es geschieht. Der Aufwand steht in keinem Verhältnis zu dem Zuwachs an Lebenskraft und Gesundheit, mit dem Sie dadurch belohnt werden.

Wenn Sie sich einem Therapeuten oder einer Therapeutin mit Ihrem Gesundheitsproblem anvertrauen, geschieht übrigens Ähnliches, nur dass Sie die Wirkung in der Außenwelt sehen. Er oder sie führt Behandlungen aus oder verschreibt Medikamente und beschreibt

Ihnen, wie Ihr Zustand sich dadurch verbessern wird. Sie als Patient bzw. Patientin glauben der Fachperson, und allmählich tritt die ersehnte Besserung ein. Dann sprechen und denken Sie auch anders über Ihre Krankheit, nämlich so, dass die Symptome schon abklingen. Und schließlich verflüchtigt sich die Krankheit. Was ist geschehen?

»Der Glaube hat geholfen!« Nichts spricht dagegen, sich durch eine heilkundige Person unterstützen zu lassen. Jeder Mensch braucht Hilfe, der eine öfter, der andere vielleicht seltener. Ein heilkundiger Mensch, der Ihnen zur Seite steht, kann eine Gnade sein. Aber er wird auch nichts anderes bewirken als Ihre Selbstheilungskraft zu wecken. Das Heilungsprogramm ist im Körper verankert, es wird vielleicht durch äußere Maßnahmen unterstützt oder aktiviert, aber es kommt nicht von außen.

Wer, wenn auch unbewusst, sein Selbstgefühl aus der Krankheit bezieht, vielleicht sogar seine Familie damit beherrscht, wird die Krankheit auch nicht loslassen wollen. Zwar kann auch Kranksein Erfüllung des persönlichen Schicksals bedeuten. Gesundwerden setzt aber den Heilungswillen voraus, dann ergibt sich alles Weitere ganz natürlich, ein Schritt folgt dem anderen. Glückliche Zufälle führen zu den richtigen Menschen, und selbst kleine Maßnahmen verschaffen sofort Besserung oder Linderung.

Keine Krankheit ist unheilbar, das stimmt wirklich. Sie können mit einer ernsten Krankheit steinalt werden, und das ohne oder mit ganz geringfügigen Beschwerden. Die Gesundheit liegt in Ihnen. Der menschliche Körper – Ihr Körper – ist dazu geschaffen, sich selbst zu heilen.

Weiterführende Literatur

BASTIAN, Till: Krankheit auf Rezept? rororo 1998

BIWER, Anne L.: Handbuch Biorhythmus. Schirner 2006

BIWER, Anne L.: Handlesen. Schirner 2007

BIWER, Anne L.: Körperzeichen. Schirner 2008

BIWER, Anne L.: Rund ums Räuchern. Schirner 2007

BOURBEAU, Lise: Höre auf deinen besten Freund – auf deinen Körper. Windpferd 1997

DETLEFSEN, Thorwald; Dahlke, Rüdiger: Krankheit als Weg. Goldmann 1983

FINTELMANN, Volker; Ullmann, Marcia: Warnsignale des Körpers. GU 2006

HAY, Louise L.: Gesundheit für Körper und Seele. Heyne 1984

KOOB, Olaf: Wenn die Organe sprechen könnten. Mayer 2005

SCHÄFER, Thomas: Was die Seele krankmacht und was sie heilt./Wenn der Körper Signale gibt. Doppelband, Weltbild 2006

TEPPERWEIN, Kurt: Die Botschaft deines Körpers. mvg verlag 2005

TEPPERWEIN, Kurt: Was dir deine Krankheit sagen will. Weltbild 2006